日本消化器病学会

機能性消化管疾患診療ガイドライン 2021—機能性ディスペプシア（FD）（改訂第 2 版）

Evidence-based Clinical Practice Guidelines for Functional Dyspepsia（FD）2021（2nd Edition）

機能性消化管疾患診療ガイドライン 2021

機能性ディスペプシア（FD）

改訂第2版

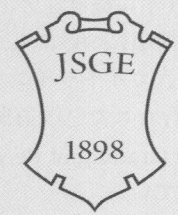

編集

日本消化器病学会

協力学会
日本消化管学会
日本神経消化器病学会

南江堂

刊行にあたって

　日本消化器病学会は，2005 年に跡見裕理事長（当時）の発議によって，Evidence-Based Medicine（EBM）の手法にそったガイドラインの作成を行うことを決定し，3 年余をかけて消化器 6 疾患（胃食道逆流症（GERD），消化性潰瘍，肝硬変，クローン病，胆石症，慢性膵炎）のガイドライン（第一次ガイドライン）を上梓した．ガイドライン委員会を積み重ね，文献検索範囲，文献採用基準，エビデンスレベル，推奨グレードなど EBM 手法の統一性についての合意と，クリニカルクエスチョン（CQ）の設定など，基本的な枠組み設定のもと作成が行われた．ガイドライン作成における利益相反（Conflict of Interest：COI）を重要視し，EBM 専門家から提案された基準に基づいてガイドライン委員の COI を公開している．菅野健太郎理事長（当時）のリーダーシップのもとに学会をあげての事業として継続されたガイドライン作成は，先進的な取り組みであり，わが国の消化器診療の方向性を学会主導で示したものとして大きな価値があったと評価される．

　第一次ガイドラインに次いで，2014 年に機能性ディスペプシア（FD），過敏性腸症候群（IBS），大腸ポリープ，NAFLD/NASH の 4 疾患についても，診療ガイドライン（第二次ガイドライン）を刊行した．この 2014 年には，第一次ガイドラインも作成後 5 年が経過するため，先行 6 疾患のガイドラインの改訂作業も併せて行われた．改訂版では第二次ガイドライン作成と同様，国際的主流となっている GRADE（The Grading of Recommendations Assessment, Development and Evaluation）システムを取り入れている．

　そして，2019〜2021 年には本学会の 10 ガイドラインが刊行後 5 年を超えることになるため，下瀬川徹理事長（当時）のもと，医学・医療の進歩を取り入れてこれら全てを改訂することとした．2017 年 8 月の第 1 回ガイドライン委員会においては，10 ガイドラインの改訂を決定するとともに，近年，治療法に進歩の認められる「慢性便秘症」も加え，合計 11 のガイドラインを本学会として発刊することとした．また，各ガイドラインの CQ の数は 20〜30 程度とすること，CQ のうち「すでに結論が明らかなもの」は background knowledge とすること，「エビデンスが存在せず，今後の研究課題であるもの」は future research question（FRQ）とすることも確認された．

　2018 年 7 月の同年第 1 回ガイドライン委員会において，11 のガイドラインのうち，肝疾患を扱う肝硬変，NAFLD/NASH の 2 つについては日本肝臓学会との合同ガイドラインとして改訂することが承認された．前版ではいずれも日本肝臓学会は協力学会として発刊されたが，両学会合同であることが，よりエビデンスと信頼を強めるということで両学会にて合意されたものである．また，COI 開示については，利益相反委員会が定める方針に基づき厳密に行うことも確認された．同年 10 月の委員会追補では background knowledge は background question（BQ）に名称変更し，BQ・CQ・FRQ と 3 つの Question 形式にすることが決められた．

　刊行間近の 2019〜2020 年には，日本医学会のガイドライン委員会 COI に関する規定が改定されたのに伴い，本学会においても規定改定を行い，さらに厳密な COI 管理を行うこととした．また，これまでのガイドライン委員会が各ガイドライン作成委員長の集まりであったことを改め，ガイドライン統括委員会も組織された．これも，社会から信頼されるガイドラインを公表するために必須の変革であったと考える．

　最新のエビデンスを網羅した今回の改訂版は，前版に比べて内容的により充実し，記載の精度も高まっている．必ずや，わが国，そして世界の消化器病の臨床において大きな役割を果たすものと考えている．

　最後に，ガイドライン委員会担当理事として多大なご尽力をいただいた榎本信幸理事，佐々木裕利益相反担当理事，研究推進室長である三輪洋人副理事長，ならびに多くの時間と労力を惜しまず改訂作業を遂行された作成委員会ならびに評価委員会の諸先生，刊行にあたり丁寧なご支援をいただいた南江堂出版部の皆様に心より御礼を申し上げたい．

2021 年 4 月

日本消化器病学会理事長

小池　和彦

統括委員会一覧

ガイドライン作成協力

機能性消化管疾患診療ガイドライン―機能性ディスペプシア(FD)委員会一覧

協力学会：日本消化管学会，日本神経消化器病学会

作成委員会

委員長	三輪　洋人	兵庫医科大学消化器内科
副委員長	永原　章仁	順天堂大学消化器内科
委員	浅川　明弘	鹿児島大学心身内科学
	新井　誠人	東京女子医科大学八千代医療センター消化器内科
	大島　忠之	兵庫医科大学消化器内科
	春日井邦夫	愛知医科大学消化管内科
	鎌田　和浩	京都府立医科大学消化器内科
	鈴木　秀和	東海大学消化器内科
	田中　史生	大阪市立大学消化器内科学
	富永　和作	星ヶ丘医療センター消化器内科
	二神　生爾	日本医科大学武蔵小杉病院消化器内科
	北條麻理子	順天堂大学消化器内科
	三原　　弘	富山大学医師キャリアパス創造センター(附属病院第三内科)

評価委員会

委員長	樋口　和秀	大阪医科大学第2内科
副委員長	草野　元康	群馬大学消化器・肝臓内科
委員	有沢　富康	金沢医科大学消化器内科学
	加藤　元嗣	国立病院機構函館病院
	城　　卓志	蒲郡市民病院

作成協力者

	浅岡　大介	順天堂大学消化器内科
	竹田　　努	順天堂大学消化器内科
	藤川　佳子	東住吉森本病院消化器内科

機能性消化管疾患診療ガイドライン─機能性ディスペプシア(FD)作成の手順

　これまでディスペプシア症状に悩まされてきている人は少なくないが，その原因がよくわからない場合が多い．慢性的にこのようなディスペプシア症状を呈する疾患を機能性ディスペプシアというが，この疾患概念自体が比較的新しく，しかも病名が難しいためなかなかこの疾患名が浸透しなかった．しかし，生活レベルの向上とともに国民の QOL への関心が高まったこと，複雑化する現代社会において増加するストレスがその発症に関与していること，そして 2013 年 5 月に機能性ディスペプシアという保険病名が誕生したことなどを背景として，この疾患の認知度も徐々に上昇してきた．そのようななか，2014 年に日本消化器病学会から機能性ディスペプシアのガイドラインが発刊された．このガイドラインは機能性消化管疾患ガイドラインとして作成されたが，機能性ディスペプシアと過敏性腸症候群の二部門に分けられ，実質的には独立して作成，上梓された．このなかでも，特に機能性ディスペプシアガイドラインの販売数は他のガイドラインを凌いで多く，この疾患に対する注目度が高いことが示された．

　日本消化器病学会では急速な医学・医療の進歩に鑑みて 5 年ごとにガイドラインを改訂するという，いわゆるサンセットルールを採用している．このルールに基づき 2017 年 4 月の理事会で改訂版作成が決定され，機能性ディスペプシア診療ガイドラインの改訂作業が始まった．統合ガイドライン委員会により各ガイドラインの委員長が推薦され，委員長が協力学会(日本消化管学会，日本神経消化器病学会)からの推薦を考慮して作成委員，評価委員候補を選び，各ガイドラインで委員の重なりがないように調整されて新しい作成・評価委員が最終的に選任された．新しい作成委員のもと，2018 年 11 月に第 1 回作成委員会が開催された．この委員会では，Minds 診療ガイドライン作成マニュアルに準拠して作成すること，CQ(Clinical Question)の数を制限してすでに明らかなことは BQ(Background Question)，今はエビデンスが不足していて明確な答えを出すことができないものは FRQ(Future Research Question)として取り扱うことが委員に周知された．そして BQ，CQ，FRQ 案の作成が依頼され実質的な作成作業に入った．なお，CQ・FRQ の文献は日本医学図書館協会にて系統的検索を行い，BQ の文献は各作成委員によりハンドサーチを行った．CQ・FRQ に対する文献検索期間は和文，欧文とも 1983 年〜2019 年 7 月とし，重要性の高い最新の文献は期間外文献として適宜採用した．2019 年に行われた第 2，3 回，および 2020 年 1 月に行われた第 4 回委員会で BQ，CQ，FRQ 案に対するステートメントと解説案が討議・確認され，第 5 回作成委員会で推奨度決定の投票が行われた．なお第 4 回までの委員会は新橋の日本消化器病学会会議室に委員が集合して行われたが，2020 年 3 月に予定していた第 5 回作成委員会はコロナ禍の影響で延期され，8 月に web 会議での投票となった．その後，評価委員による原稿チェックと修正，学会員からのパブリックコメントによる最終修正を経て最終稿が 2021 年 1 月に確定した．

　今回の改訂ガイドラインは改訂作業とはいえ，ほぼ白紙の状態から作成を始めた．ただ今回の作成委員には前回のガイドライン作成を経験している委員も多く，手際よくしかも効率的に作成作業が進んだと思う．特にディスペプシア診療における内視鏡検査の位置づけに関しては委員会で熱い討議がなされ，診断時に一律に内視鏡検査を課すのではなく症例に応じてその必要性を判断すべきである，とのコンセンサスを得られたことは大きな収穫であった．また BQ，FRQ を設けたことで治療に関する CQ に対して議論を集中させることができたこともよかった

と思う．特に消化管運動機能改善薬に関しては AChE 阻害薬，ドパミン受容体拮抗薬，5-HT4 受容体作動薬に分けて異なる推奨度を決め，また漢方薬についてもエビデンスの豊富な六君子湯とそれ以外のものに分けて推奨度を決めたことは前回のガイドラインとの大きな変更点である．

　こうして，ガイドライン作成委員・評価委員の献身的な努力と素晴らしいチームワークで機能性ディスペプシア改訂ガイドラインが完成した．初版に比しても決して見劣りしない出来栄えだと自負している．気がかりは機能性ディスペプシアという疾患名の認知が高まっているのに，実際にはあまり診断名として使われていないことである．この病名が普及することで機能性ディスペプシア患者が正しく理解・治療され，少しでも健康を取り戻せることがわれわれの願いである．この改訂ガイドラインがその一助となることを心から願っている．最後に献身的にガイドライン作成にかかわっていただいた作成・評価委員の先生方，そして終始われわれを支えていただいた日本消化器病学会の岩田良太氏，南江堂の米田博史氏，達紙優司氏に心から感謝の意を表したい．

　2021 年 4 月
日本消化器病学会機能性消化管疾患診療ガイドライン─機能性ディスペプシア（FD）作成委員長

三輪　洋人

本ガイドライン作成方法

1. エビデンス収集

前版（機能性消化管疾患診療ガイドライン2014—機能性ディスペプシア（FD））で行われた系統的検索によって得られた論文に加え，今回新たに以下の作業を行ってエビデンスを収集した．

ガイドラインの構成を臨床疑問（clinical question：CQ），および背景疑問（background question：BQ），CQとして取り上げるにはデータが不足しているものの今後の重要課題と考えられるfuture research question（FRQ）に分類し，このうちCQおよびFRQついてはキーワードを抽出して学術論文を収集した．データベースは，英文論文はMEDLINE，Cochrane Libraryを用いて，日本語論文は医学中央雑誌を用いた．CQおよびFRQについては，英文は1983年〜2019年7月末，和文は1983年〜2019年7月末を文献検索の対象期間とした．また，検索期間以降2020年2月までの重要かつ新しいエビデンスについてはハンドサーチにより適宜追加し，検索期間外論文として掲載した．各キーワードおよび検索式は日本消化器病学会ホームページに掲載する予定である．なお，BQについてはすべてハンドサーチにより文献検索を行った．

収集した論文のうち，ヒトに対して行われた臨床研究を採用し，動物実験に関する論文は原則として除外した．患者データに基づかない専門家個人の意見は参考にしたが，エビデンスとしては用いなかった．

2. エビデンス総体の評価方法

1）各論文の評価：構造化抄録の作成

各論文に対して，研究デザイン[1]（表1）を含め，論文情報を要約した構造化抄録を作成した．さらにRCTや観察研究に対して，Cochrane Handbook[2]やMinds診療ガイドライン作成の手引き[1]のチェックリストを参考にしてバイアスのリスクを判定した（表2）．総体としてのエビデンス評価は，GRADE（The Grading of Recommendations Assessment, Development and Evaluation）アプローチ[3-22]の考え方を参考にして評価し，CQ各項目に対する総体としてのエビデンスの質を決定し表記した（表3）．

表1　研究デザイン

各文献へは下記9種類の「研究デザイン」を付記した．
(1) メタ（システマティックレビュー/RCTのメタアナリシス）
(2) ランダム（ランダム化比較試験）
(3) 非ランダム（非ランダム化比較試験）
(4) コホート（分析疫学的研究（コホート研究））
(5) ケースコントロール（分析疫学的研究（症例対照研究））
(6) 横断（分析疫学的研究（横断研究））
(7) ケースシリーズ（記述研究（症例報告やケース・シリーズ））
(8) ガイドライン（診療ガイドライン）
(9) （記載なし）（患者データに基づかない，専門委員会や専門家個人の意見は，参考にしたが，エビデンスとしては用いないこととした）

表2　バイアスリスク評価項目

選択バイアス	（1）ランダム系列生成 ・患者の割付がランダム化されているかについて，詳細に記載されているか
	（2）コンシールメント ・患者を組み入れる担当者に，組み入れる患者の隠蔽化がなされているか
実行バイアス	（3）盲検化 ・被験者は盲検化されているか，ケア供給者は盲検化されているか
検出バイアス	（4）盲検化 ・アウトカム評価者は盲検化されているか
症例減少バイアス	（5）ITT 解析 ・ITT 解析の原則を掲げて，追跡からの脱落者に対してその原則を遵守しているか
	（6）アウトカム報告バイアス ・それぞれの主アウトカムに対するデータが完全に報告されているか（解析における採用および除外データを含めて）
	（7）その他のバイアス ・選択アウトカム報告・研究計画書に記載されているにもかかわらず，報告されていないアウトカムがないか ・早期試験中止・利益があったとして，試験を早期中止していないか ・その他のバイアス

表3　エビデンスの質

A：質の高いエビデンス（High）
真の効果がその効果推定値に近似していると確信できる．

B：中程度の質のエビデンス（Moderate）
効果の推定値が中程度信頼できる．
真の効果は，効果の効果推定値におおよそ近いが，それが実質的に異なる可能性もある．

C：質の低いエビデンス（Low）
効果推定値に対する信頼は限定的である．
真の効果は，効果の推定値と，実質的に異なるかもしれない．

D：非常に質の低いエビデンス（Very Low）
効果推定値がほとんど信頼できない．
真の効果は，効果の推定値と実質的におおよそ異なりそうである．

2) アウトカムごと，研究デザインごとの蓄積された複数論文の総合評価
（1）初期評価：各研究デザイン群の評価
　・メタ群，ランダム群＝「初期評価 A」
　・非ランダム群，コホート群，ケースコントロール群，横断群＝「初期評価 C」
　・ケースシリーズ群＝「初期評価 D」
（2）エビデンスの確実性（強さ）を下げる要因の有無の評価
　・研究の質にバイアスリスクがある
　・結果に非一貫性がある
　・エビデンスの非直接性がある
　・データが不精確である
　・出版バイアスの可能性が高い
（3）エビデンスの確実性（強さ）を上げる要因の有無の評価
　・大きな効果があり，交絡因子がない

・用量-反応勾配がある

・可能性のある交絡因子が，真の効果をより弱めている

(4) 総合評価：最終的なエビデンスの質「A，B，C，D」を評価判定した．

3) エビデンスの質の定義方法

エビデンスの確実性（強さ）は海外と日本で別の記載とせずに1つとした．またエビデンスは複数文献を統合・作成したエビデンス総体（body of evidence）とし，**表3**のA〜Dで表記した．

4) メタアナリシス

システマティックレビューを行い，必要に応じてメタアナリシスを引用し，本文中に記載した．

3. 推奨の強さの決定

以上の作業によって得られた結果をもとに，治療の推奨文章の案を作成提示した．次に推奨の強さを決めるために作成委員によるコンセンサス形成を図った．

推奨の強さは，①エビデンスの確実性（強さ），②患者の希望，③益と害，④コスト評価，の4項目を評価項目とした．コンセンサス形成方法はDelphi変法，nominal group technique（NGT）法に準じて投票を用い，70%以上の賛成をもって決定とした．1回目で結論が集約できないときは，各結果を公表し，日本の医療状況を加味して協議のうえ，投票を繰り返した．作成委員会はこの集計結果を総合して評価し，**表4**に示す推奨の強さを決定し，本文中の囲み内に明瞭に表記した．

推奨の強さは「強：強い推奨」，「弱：弱い推奨」の2通りであるが，「強く推奨する」や「弱く推奨する」という文言は馴染まないため，下記のとおり表記した．投票結果を「合意率」として推奨の強さの次に括弧書きで記載した．

表4　推奨の強さ

推奨度	
強（強い推奨）	"実施する"ことを推奨する "実施しない"ことを推奨する
弱（弱い推奨）	"実施する"ことを提案する "実施しない"ことを提案する

4. 本ガイドラインの対象

1) 利用対象：一般臨床医

2) 診療対象：成人の患者を対象とした．小児は対象外とした．

5. 改訂について

本ガイドラインは改訂第2版であり，今後も日本消化器病学会ガイドライン委員会を中心として継続的な改訂を予定している．

6. 作成費用について

本ガイドラインの作成はすべて日本消化器病学会が費用を負担しており，他企業からの資金

提供はない.

7. 利益相反について

1) 日本消化器病学会ガイドライン委員会では，統括委員・各ガイドライン作成・評価委員と企業との経済的な関係につき，各委員から利益相反状況の申告を得た（詳細は「利益相反（COI）に関する開示」に記す）.

2) 本ガイドラインでは，利益相反への対応として，関連する協力学会の参加によって意見の偏りを防ぎ，さらに委員による投票によって公平性を担保するように努めた．また，出版前のパブリックコメントを学会員から受け付けることで幅広い意見を収集した.

8. ガイドライン普及と活用促進のための工夫

1) フローチャートを提示して，利用者の利便性を高めた.

2) 書籍として出版するとともに，インターネット掲載を行う予定である.
  ・日本消化器病学会ホームページ
  ・日本医療機能評価機構 EBM 医療情報事業（Minds）ホームページ

3) 市民向けガイドライン情報提供として，わかりやすい解説を作成し，日本消化器病学会ホームページにて公開予定である.

■引用文献

1) 福井次矢，山口直人（監修）. Minds 診療ガイドライン作成の手引き 2014，医学書院，東京，2014
2) Higgins JPT, Thomas J, Chandler J, et al (eds). Cochrane Handbook for Systematic Reviews of Interventions version 6.0 (updated July 2019). ＜https://training.cochrane.org/handbook/current＞［最終アクセス 2020 年 3 月 30 日］
3) 相原守夫．診療ガイドラインのための GRADE システム，第 3 版，中外医学社，東京，2018
4) The GRADE working group. Grading quality of evidence and strength of recommendations. BMJ 2004; **328**: 1490-1494 (printed, abridged version)
5) Guyatt GH, Oxman AD, Vist G, et al; GRADE Working Group. Rating quality of evidence and strength of recommendations GRADE: an emerging consensus on rating quality of evidence and strength of recommendations. BMJ 2008; **336**: 924-926
6) Guyatt GH, Oxman AD, Kunz R, et al; GRADE Working Group. Rating quality of evidence and strength of recommendations: What is "quality of evidence" and why is it important to clinicians? BMJ 2008; **336**: 995-998
7) Schünemann HJ, Oxman AD, Brozek J, et al; GRADE Working Group. Grading quality of evidence and strength of recommendations for diagnostic tests and strategies. BMJ 2008; **336**: 1106-1110
8) Guyatt GH, Oxman AD, Kunz R, et al; GRADE working group. Rating quality of evidence and strength of recommendations: incorporating considerations of resources use into grading recommendations. BMJ 2008; **336**: 1170-1173
9) Guyatt GH, Oxman AD, Kunz R, et al; GRADE Working Group. Rating quality of evidence and strength of recommendations: going from evidence to recommendations. BMJ 2008; **336**: 1049-1051
10) Jaeschke R, Guyatt GH, Dellinger P, et al; GRADE working group. Use of GRADE grid to reach decisions on clinical practice guidelines when consensus is elusive. BMJ 2008; **337**: a744
11) Guyatt G, Oxman AD, Akl E, et al. GRADE guidelines 1. Introduction-GRADE evidence profiles and summary of findings tables. J Clin Epidemiol 2011; **64**: 383-394
12) Guyatt GH, Oxman AD, Kunz R, et al. GRADE guidelines 2. Framing the question and deciding on important outcomes.J Clin Epidemiol 2011; **64**: 295-400
13) Balshem H, Helfand M, Schunemann HJ, et al. GRADE guidelines 3: rating the quality of evidence. J Clin Epidemiol 2011; **64**: 401-406
14) Guyatt GH, Oxman AD, Vist G, et al. GRADE guidelines 4: rating the quality of evidence - study limitation (risk of bias). J Clin Epidemiol 2011; **64**: 407-415
15) Guyatt GH, Oxman AD, Montori V, et al. GRADE guidelines 5: rating the quality of evidence - publication

bias. J Clin Epidemiol 2011; **64**: 1277-1282

16） Guyatt G, Oxman AD, Kunz R, et al. GRADE guidelines 6. Rating the quality of evidence - imprecision. J Clin Epidemiol 2011; **64**: 1283-1293

17） Guyatt GH, Oxman AD, Kunz R, et al; The GRADE Working Group. GRADE guidelines: 7. Rating the quality of evidence - inconsistency. J Clin Epidemiol 2011; **64**: 1294-1302

18） Guyatt GH, Oxman AD, Kunz R, et al; The GRADE Working Group. GRADE guidelines: 8. Rating the quality of evidence - indirectness. J Clin Epidemiol 2011; **64**: 1303-1310

19） Guyatt GH, Oxman AD, Sultan S, et al; The GRADE Working Group. GRADE guidelines: 9. Rating up the quality of evidence. J Clin Epidemiol 2011; **64**: 1311-1316

20） Brunetti M, Shemilt I, et al; The GRADE Working. GRADE guidelines: 10. Considering resource use and rating the quality of economic evidence. J Clin Epidemiol 2013; **66**: 140-150

21） Guyatt G, Oxman AD, Sultan S, et al. GRADE guidelines: 11. Making an overall rating of confidence in effect estimates for a single outcome and for all outcomes. J Clin Epidemiol 2013; **66**: 151-157

22） Guyatt GH, Oxman AD, Santesso N, et al. GRADE guidelines 12. Preparing Summary of Findings tables-binary outcomes. J Clin Epidemiol 2013; **66**: 158-172

本ガイドラインの構成

第1章　概念・定義・疫学

第2章　病態・病因

第3章　診断

第4章　治療

第5章　予後・合併症

フローチャート

診断と治療のフローチャート

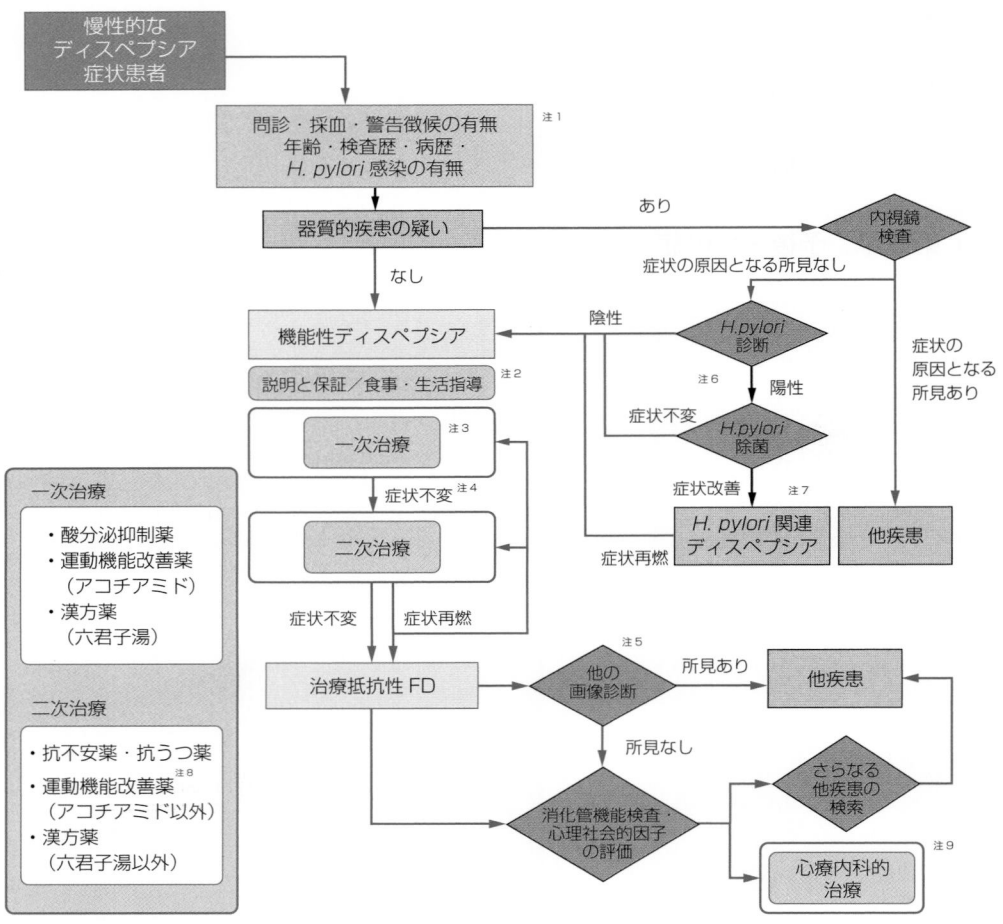

注1：警告徴候とは以下の症状をいう．①高齢での新規症状発現，②体重減少，③再発性の嘔吐，④出血，⑤嚥下障害，嚥下痛，⑥腹部腫瘤，⑦発熱，⑧食道癌や胃癌の家族歴．

注2：説明と保証→患者に機能性ディスペプシアが，上部消化管の機能的変調によって起こっている病態であり，生命予後に影響する病態の可能性が低いことを説明する．主治医が患者の愁訴を医学的対応が必要な病態として受け止めたこと，愁訴に対して治療方針が立てられることを説明することで，患者との適切な治療的関係を構築する．内視鏡検査前の状態にあっては，器質的疾患の確実な除外には内視鏡検査が必要であることを説明する．

注3：ここではエビデンスレベルAで推奨度の高いものを一次治療とした．それ以外を二次治療とし，使用してもよい薬剤とした．

注4：4～8週を目処として治療し効果がなければ次のステップへと進む．

注5：腹部超音波検査，腹部CT検査，消化管造影検査などが含まれる．内視鏡検査を行っていない場合には内視鏡検査を行うこと．

注6：症状が不変の場合には他の画像診断の必要性も考慮する．

注7：H. pylori除菌後，6ヵ月から1年後に症状が消失または改善した場合にH. pylori関連ディスペプシアと診断する．

注8：アコチアミドはAChE阻害薬である．ドパミン受容体拮抗薬，セロトニン5-HT$_4$受容体作動薬が含まれる．

注9：心療内科的治療（自律訓練法，認知行動療法，催眠療法など）などが含まれる．

診療レベルに応じた FD の診断・治療に必要な検査

	BQ/CQ/FRQ	Grade	EvL	PC 医	消化器病専門医	研究機関
病歴聴取（医療面接）	BQ3-1	na		●	●	●
身体診察	BQ3-1	na		●	●	●
NSAIDs，LDA 使用の確認	BQ3-1	na		●	●	●
末梢血，生化学一般	BQ3-1	na		●	●	●
自己記入式問診票	CQ3-1	弱	B	△	△	●
上部消化管内視鏡	BQ3-1	na			●	●
H. pylori 感染検査	BQ1-3	na		△	●	●
上部消化管透視	FRQ2-3	na			△	△
腹部超音波検査	BQ3-1	na			△	●
腹部 CT 検査	BQ3-1	na			△	●
消化管機能検査*	FRQ3-1	na				●
心理社会的因子の評価*	CQ3-1	弱	B		△	●

Grade：推奨の強さ
na：推奨グレードなし（not available）
EvL：エビデンスレベル（evidence level）
PC 医：プライマリケア医
LDA：低用量アスピリン（low dose aspirin）

△：可能ならば実施する検査
●：実施すべき検査
*：研究施設によって行いうる検査は異なる

クエスチョン一覧

第 5 章　予後・合併症

略語一覧

AChE	acetylcholinesterase	アセチルコリンエステラーゼ
BMI	body mass index	
CBT	cognitive behavioral therapy	認知行動療法
CI	confidence interval	信頼区間
CIN	chronic idiopathic nausea	慢性特発性悪心
CRH	corticotropin-releasing hormone	
EPS	epigastric pain syndrome	心窩部痛症候群
EUS	endoscopic ultrasound	超音波内視鏡
FD	functional dyspepsia	機能性ディスペプシア
FGID	functional gastrointestinal disorders	機能性消化管疾患
GDNF	glial cell line-derived neutrophic factor	
GERD	gastro-esophageal reflux disease	胃食道逆流症
GHQ	General Health Questionnaires	
GNB3	G-protein $\beta 3$	
GP	gastroparesis	胃不全麻痺
GRP	gastrin releasing peptide	ガストリン放出ペプチド
H₂RA	histamine H_2-receptor antagonist	ヒスタミン H_2 受容体拮抗薬
HADS	hospital anxiety and depression score	
HpD	*Helicobacter pylori*-associated dyspepsia	*H. pylori* 関連ディスペプシア
IBS	irritable bowel syndrome	過敏性腸症候群
IMC	interdigestive migrating complexes	空腹時強収縮
MCS	Mental Component Summary	精神的サマリースコア
NERD	non-erosive reflux disease	非びらん性胃食道逆流症
NNTB	number needed to treat to benefit	必要治療数
NUD	non-ulcer dyspepsia	
P-CAB	potassium-competitive acid blocker	カリウムイオン競合型アシッドブロッカー
PCS	Physical Component Summary	身体的サマリースコア
PDS	postprandial distress syndrome	食後愁訴症候群
PGWB	Psychological General Well-Being	
PPI	proton pump inhibitor	プロトポンプ阻害薬
QOL	quality of life	生活の質
RCT	randomized controlled trial	ランダム化比較試験
RI	radio isotope	ラジオアイソトープ検査
SF-36	Short Form 36	
SF-8	Short Form 8	
SIBO	small intestinal bacterial overgrowth	
SSRI	selective serotonin reuptake inhibitor	選択的セロトニン再取り込み阻害薬
TCA	tricyclic antidepressants	三環系抗うつ薬
TRPV1	transient receptor potential vanilloid	

第1章
概念・定義・疫学

BQ 1-1

機能性ディスペプシア（FD）とは何か？

回答

● 機能性ディスペプシアとは「症状の原因となる器質的，全身性，代謝性疾患がないのにもかかわらず，慢性的に心窩部痛や胃もたれなどの心窩部を中心とする腹部症状を呈する疾患」である．

解説

　ディスペプシアという言葉はもともと bad（dys）digestion（pepsis）を意味するギリシャ語であるという．しかしながら，これまで広く様々な腹部症状に対して使用されてきた経緯があり，曖昧な用語でもある[1,2]．時折，あるいは持続的に生じる上部消化管に由来すると思われる症状とするのが一般的ではあるが，以前は広く abdominal pain or discomfort（腹痛または不快感），postprandial fullness（食後の胃もたれ），abdominal bloating（腹部膨満感），belching（曖気，ゲップ），early satiety（早期飽満感，早期満腹感），anorexia（食欲不振），nausea（悪心），vomiting（嘔吐），heartburn（胸やけ），regurgitation（呑酸，逆流感）などの症状を指していた[2]．

　しかし，ディスペプシアという用語は時代とともに変遷しており，これは機能性ディスペプシアの定義の変遷と関連すると考えられる．1989 年の AGA の working team の報告では dyspepsia に「胸やけ」などの食道炎と関連する症状が含まれていたが[3]，1991 年の Rome I 基準では胸やけの症状はディスペプシアに含まれていない[4]．ローマ委員会は機能性消化管疾患の定義，分類に大きな役割を果たしている機関で大きな影響力を持っているが，1999 年の Rome II[5]，2006 年の Rome III[6]，2016 年の Rome IV[7] でもディスペプシアに胃食道逆流症状を含めていない．これらに影響された結果，今では逆流症状をディスペプシア症状に含めないとの考え方が主流となっている．すなわち，歴史的にはディスペプシアは胸やけなどの食道の症状を含めて考えられることもあったが，胃食道逆流症の概念が明確になるにつれて，胃・十二指腸の症状に限定するようになってきたと思われる．そこで本ガイドラインではディスペプシアを食道の症状と考えられる逆流症状を含めず「心窩部痛や胃もたれなどの心窩部を中心とした腹部症状」として考えることとした．

　基本的に機能性ディスペプシアという疾患は，器質的疾患を伴わないディスペプシアを表す疾患であるが，本ガイドラインでもこの疾患を定義する必要があろう．機能性ディスペプシアの定義としては Rome 基準が世界的に頻用されている．2016 年に改訂された最新の Rome IV 基準[7] では機能性ディスペプシアを，「症状を説明できそうな器質的，全身性，代謝性疾患がないにもかかわらず，食後膨満感，早期満腹感，心窩部痛，心窩部灼熱感の 4 つの症状のうち 1 つ以上を有するもので，6 ヵ月以上前にこれらの症状を経験し，しかもこの 3 ヵ月間この症状が続いているもの」と定義している．この 4 つの症状のうち，前二者を有するものを PDS（postprandial distress syndrome；食後愁訴症候群），後二者を有するものを EPS（epigastric pain syndrome；心窩部痛症候群）と呼んでいる．また，これらの期間中の症状に関しては食後愁訴症候群（食後膨満感，早期満腹感）の場合には週に 3 日以上の症状がある場合，また心窩部痛症候群

（心窩部痛，心窩部灼熱感）の場合には週に 1 日以上ある場合を症状のある週と定めている．

　ただこの Rome 基準の定義は基本的に臨床研究を施行するための（研究用の）厳密なクライテリアである．しかし，実際には患者の訴えは様々であり，Rome 基準で規定している四症状以外の症状を訴える患者も少なくない．したがって，われわれのガイドラインでは症状を 4 つに限定するのではなく，実際に患者を診療する医師に患者の訴える症状がディスペプシア症状かどうかの判断を委ねることとした．したがって，初版の日本消化器病学会の機能性ディスペプシアガイドラインの定義[8]と同様に今回の改訂版ガイドラインでもディスペプシア症状を「心窩部痛や胃もたれなどの心窩部を中心とする腹部症状」と定義した．アジアの FD に関するコンセンサス[9]でも FD 症状に関して Rome 基準の四症状には限っていない．

　また，Rome 基準が慢性を「6 ヵ月以上前にこれらの症状を経験し，しかもこの 3 ヵ月間この症状が続いている」と定義されているが，この慢性の定義は日常診療では必ずしも日本人 FD 患者の診断には適していないことが報告されている[10,11]．Kinoshita ら[10]はディスペプシア症状を有しているにもかかわらず内視鏡で異常がない 2,946 人を対象に検討したところ，Rome Ⅲ 基準ではその 12.3% しか FD と診断されず，その主な理由は症状持続期間（病悩期間）の規定によるものであったと報告している．しかも症状が 1 ヵ月までと 1〜6 ヵ月と 6 ヵ月以上持続する患者を比較しても症状の強さも，QOL も変わらなかったという．このことは Rome 基準の慢性の定義はわが国においては適していない可能性を示している．同様に Manabe ら[11]は 364 人の内視鏡で所見のないディスペプシア患者を対象に調査したところ，6 割以上の患者が罹病期間の項目で Rome Ⅲ 基準に合致しなかったことを報告している．Rome 基準では慢性的な症状発現を具体的な病悩期間の設定により定義することを試みたが，日本では Rome 基準の慢性の定義が適していないと思われる．わが国では医療機関へのアクセスがよいため，症状発現から来院するまでの期間が短いことがその理由であるが，これは日本の医療保険制度が諸外国のものと違っていることによる可能性もある．そこで改訂ガイドラインでは初版と同様，「慢性的」に対する定義を具体的な期間で区切らず，患者を診察する医師の判断に委ねることとした．

　このように，このガイドラインでは，ディスペプシア症状と慢性の期間の判断を，実際に患者を診療する医師に委ねることとして機能性ディスペプシアを定義した．これは，この疾患が多くの医師に広く受け入れられるよう現実的で理解されやすい疾患にしたいという思いによるものである．この定義のもと，積極的に機能性ディスペプシアという病名を活用していただきたいと思っている．

▌文献▌

1) Chiba N. Definitions of dyspepsia: time for a reappraisal. Eur J Surg Suppl 1998; **583**: 14-23
2) Heading RC. Definitions of dyspepsia. Scand J Gastroenterol Suppl 1991; **182**: 1-6
3) Anonymous. Management of dyspepsia: report of a working party. Lancet 1988; **1** (8585): 576-579（ガイドライン）
4) Talley N, Colin-Jones D, Koch K, et al. Functional dyspepsia: a classification with guidelines for diagnosis and management. Gastroenterol Int 1991; **4**: 145-160（ガイドライン）
5) Talley NJ, Stanghellini V, Heading RC, et al. Functional gastroduodenal disorders. Gut 1999; **45** (Suppl 2): II37-II42（ガイドライン）
6) Tack J, Talley NJ, Camilleri M, et al. Functional gastroduodenal disorders. Gastroenterology 2006; **130**: 1466-1479（ガイドライン）
7) Stanghellini V, Chan FK, Hasler WL, et al. Gastroduodenal Disorders. Gastroenterology 2016; **150**: 1380-1392
8) Miwa H, Kusano M, Arisawa T, et al. Evidence-based clinical practice guidelines for functional dyspepsia. J Gastroenterol 2015; **50**: 125-139

9) Miwa H, Ghoshal UC, Fock KM, et al. Asian consensus report on functional dyspepsia. J Gastroenterol Hepatol 2012; **27**: 626-641

10) Kinoshita Y, Chiba T. Characteristics of Japanese patients with chronic gastritis and comparison with functional dyspepsia defined by ROME III criteria: based on the large-scale survey, FUTURE study. Intern Med 2011; **50**: 2269-2276

11) Manabe N, Haruma K, Hata J, et al. Clinical characteristics of Japanese dyspeptic patients: is the Rome III classification applicable? Scand J Gastroenterol 2010; **45**: 567-572

BQ 1-2

慢性胃炎と FD の関係はどのようになるのか？

回答

● 症状により定義される FD と慢性的な胃粘膜の組織学的炎症により定義される慢性胃炎は同一の疾患ではない．しかし，これまで FD 患者の多くは慢性胃炎と診断，治療されてきた．

解説

　一般的に日本では胃炎は症候性胃炎（症状はあるが器質的疾患のないものの総称），組織学的胃炎（胃粘膜内の組織学的炎症），内視鏡的胃炎（内視鏡的に同定可能な胃粘膜のびまん性，あるいは限局性で発赤，びらん，凹凸不整粘膜など）の異なる概念が混同されてきた．ここで，明らかな器質的疾患がないのにディスペプシア症状のある機能性ディスペプシアは症候性胃炎の概念と最も類似していると思われる．

　しかし，本来の意味の慢性胃炎は慢性的な胃粘膜の組織学的炎症により定義されるべきで，また機能性ディスペプシアは症状により定義される疾患であるため，基本的に両者は異なる概念の疾患であると考えてよい．すなわち，組織学的慢性胃炎の有無とディスペプシア症状の有無は異なった次元の命題であり，両者は併存することもしないこともある．残念ながら，現状では両者が混同して使用されることがあり，慢性胃炎のない機能性ディスペプシア患者でも慢性胃炎として診断・治療されることは少なくない．これには機能性ディスペプシアという保険病名がわが国になかったということも原因していると思われる．

　このように慢性胃炎と機能性ディスペプシアの概念は同一ではないが，実際にも胃炎の所見と症状の関連性は強くないと考えられる．内視鏡検査所見に関しては，組織学的に判定された胃炎と内視鏡的に判定された胃炎の一致率も 60% 程度とあまり高くないとの報告がある[1]．また内視鏡的所見と上腹部症状との関連についての検討結果は報告間の差が大きいが[2,3]，前庭部胃炎とディスペプシアとの関連を示唆する報告は少なくない[4,5]．ただ胃粘膜の慢性炎症と症状の程度は相関しないという報告が多く[2,6]，特に萎縮性胃炎とディスペプシアの関連性は低いと考えるのが一般的である[1]．ディスペプシア症状と内視鏡所見，組織学的胃炎との関連を遡行的に検討した日本からの報告でも，一部の内視鏡所見（前庭部の線状発赤）がディスペプシア症状と関連したものの組織学的胃炎の程度と萎縮の程度はディスペプシア症状と関連しなかった[4]．このように，ディスペプシア症状の原因を胃粘膜の組織学的な変化に求めることは難しいことからも，組織学的慢性胃炎と FD は異なる疾患であると銘記すべきであろう．

文献

1) 木下芳一，天野祐二．内視鏡的胃炎と上腹部症状の関係．日本消化器病学会雑誌 2007; **104**: 1573-1579
2) Lai ST, Fung KP, Ng FH, et al. A quantitative analysis of symptoms of non-ulcer dyspepsia as related to age, pathology, and Helicobacter infection. Scand J Gastroenterol 1996; **31**: 1078-1082（横断）
3) Kyzekove J, Arlt J, Arltova M. Is there any relationship between functional dyspepsia and chronic gastritis associated with *Helicobacter pylori* infection? Hepatogastroenterology 2001; **48**; 594-602（横断）

4) Tahara T, Arisawa T, Shibata T, et al. Association of endoscopic appearances with dyspeptic symptoms. J Gastroenterol 2008; **43**: 208-215（横断）
5) Koskenpato J, Farkkila M, Sipponen P. *Helicobacter pylori* and different topographic types of gastritis: treatment response after successful eradication therapy in functional dyspepsia. Scand J Gastroenterol 2002; **37**: 778-784（横断）
6) Turkkan E, Uslan I, Acarturk G, et al. Does *Helicobacter pylori*-induced inflammation of gastric mucosa determine the severity of symptoms in functional dyspepsia? J Gastroenterol 2009; **44**: 66-70（横断）

BQ 1-3

ピロリ菌感染と FD の関連はどうなるのか？

回答

● *H. pylori* 感染を伴うディスペプシア患者は，FD ではなく *H. pylori* 関連ディスペプシア（*Helicobacter pylori*-associated dyspepsia：HpD）として取り扱う.

解説

H. pylori 感染が胃・十二指腸の生理機能に与える影響についてはいまだ明確にはなっていないものの，ディスペプシア症状と *H. pylori* 感染に関しては，除菌療法により一定の割合でディスペプシア症状が改善することが報告されている[1~3]. このことは，*H. pylori* 感染によってディスペプシア症状がもたらされている一群の患者の存在を示唆している. そこで，2014 年に開催された Kyoto Global Consensus Meeting for *H. pylori* Infection では，*H. pylori* 除菌後，6ヵ月あるいは 1 年経って，症状が消失または改善した場合は症状の原因が *H. pylori* であると考えて，*H. pylori* 関連ディスペプシアという新たな疾患 entity を定義した[4]. これは，2016 年 5 月に発表された Rome Ⅳ基準にも採用されており[5]，*H. pylori* 感染によるディスペプシア症状は，FD ではなく *H. pylori* 関連ディスペプシアと診断する[6~8].

この定義によれば *H. pylori* 感染があるディスペプシア症状を持つ患者に関しては，厳密には *H. pylori* 除菌後 6ヵ月経過しないと FD と診断できないこととなるが，実臨床では抗菌薬レルギーや腎機能障害により除菌治療が困難な患者も存在するため，このような患者は FD とみなしてその治療を行うべきであろう. また，除菌後の約 6ヵ月間は，FD の治療を開始すべきではないということではなく，症状に対しての治療介入は必要に応じて行うべきであると考える.

また，*H. pylori* 感染に関しては，FD 症状だけではなく，胃・十二指腸潰瘍，胃癌，MALT リンパ腫といった疾患の発症に関与することが明らかになっているため，*H. pylori* 感染が内視鏡検査などで疑われる場合は，感染の有無を確認し，除菌治療は禁忌がない限りは積極的に施行すべきである.

文献

1) Zhao B, Zhao J, Cheng WF, et al. Efficacy of *Helicobacter pylori* eradication therapy on functional dyspepsia: a meta analysis of randomized controlled studies with 12 month follow up. J Clin Gastroenterol 2014; **48**: 241-247（メタ）

2) Moayyedi P, Soo S, Deeks J, et al. Eradication of *Helicobacter pylori* for non-ulcer dyspepsia. Cochrane Database Syst Rev 2006: CD002096（メタ）

3) Jin X, Li YM. Systematic review and meta-analysis from Chinese literature: the association between *Helicobacter pylori* eradication and improvement of functional dyspepsia. Helicobacter 2007; **12**: 541-546（メタ）

4) Sugano K, Tack J, Kuipers EJ, et al, Kyoto Global Consensus Conference. Kyoto global consensus report on *Helicobacter pylori* gastritis. Gut 2015; **64**: 1353-1367

5) Stanghellini V, Chan FK L, Hasler WL, et al. Gastroduodenal disorders. Gastroenterology 2016; **150**: 1380-1392

6) Suzuki H, Matsuzaki J, Hibi T. What is the difference between *Helicobacter pylori*-associated dyspepsia and

functional dyspepsia? J Neurogastroenterol Motil 2011; **17**: 124-130

7) Suzuki H, Moayyedi P. *Helicobacter pylori* infection in functional dyspepsia. Nat Rev Gastroenterol Hepatol 2013; **10**: 168-174

8) 日本ヘリコバクター学会ガイドライン作成委員会（編）．*H. pylori* 感染の診断と治療のガイドライン 2016 改訂版，先端医学社，東京，2016

BQ 1-4

日本人の FD の有病率とその推移は？

回答

- 日本人の FD の有病率は，健診受診者の 11％から 17％であり，上腹部症状を訴え病院を受診した患者の 45％から 53％である．FD の有病率の推移の評価は困難である．

解説

　日本人の FD の有病率は，FD の定義や対象者，解析手法により異なると考えられる．一般住民を対象としたインターネットによる調査では 7.0％と報告され[1]，また健診者を対象とする検討では，その有病率は 11〜17％と報告されている[2〜4]．海外を含めた FD の有病率に関するレビュー[5,6]では，欧州で 11.0〜23.8％，米国で 15％であり，本邦での頻度は，欧米に比較し同等あるいはやや低値と考えられる．一方，病院受診者を対象とした FD の有病率は，上腹部症状を訴えて病院受診した患者の 45〜53％と報告されている[7,8]．しかしこれら本邦からの報告はいずれも単施設による横断研究であり，多施設共同による疫学調査ではない．

　FD の推移は，欧米における住民を対象とした観察研究のレビューでは，FD の有病率は 1980 年から 2000 年までの間で増加しているという傾向は認めていない[9]．一方，本邦では FD の推移に関するエビデンスがなく評価が困難である．本邦では近年 H. pylori 感染率の低下に伴い，消化性潰瘍および胃癌の割合は減少傾向にあると報告されている[10]．また，症状と内視鏡所見における 25 年間の推移の検討[11]では，全年代にわたりディスペプシア症状が最も多かったが，消化性潰瘍の割合は減少傾向にあり，器質的病変のない症例が増加していると報告されている．以上より本邦では H. pylori 感染率の低下に伴い，上部消化管疾患に占める器質的疾患の割合が低下しており，相対的に FD の割合が上昇していることが推測される．しかし，FD の有病率は FD の定義や対象により容易に変化するため FD の推移の正確な評価を困難にしている．

文献

1) Matsuzaki J, Suzuki H, Asakura K, et al. Classification of functional dyspepsia based on concomitant bowel symptoms. Neurogastroenterol Motil 2012; **24**: 325-e164（横断）
2) Schlemper RJ, van der Werf SD, Vandenbroucke JP, et al. Peptic ulcer, non-ulcer dyspepsia and irritable bowel syndrome in The Netherlands and Japan. Scand J Gastroenterol Suppl 1993; **200**: 33-41（横断）
3) Hirakawa K, Adachi K, Amano K, et al. Prevalence of non-ulcer dyspepsia in the Japanese population. J Gastroenterol Hepatol 1999; **14**: 1083-1087（横断）
4) Kawamura A, Adachi K, Takashima T, et al. Prevalence of functional dyspepsia and its relationship with *Helicobacter pylori* infection in a Japanese population. J Gastroenterol Hepatol 2001; **16**: 384-388（横断）
5) Mahadeva S, Goh KL. Epidemiology of functional dyspepsia: a global perspective. World J Gastroenterol 2006; **12**: 2661-2666
6) Oshima T, Miwa H. Epidemiology of Functional Gastrointestinal Disorders in Japan and in the World. J Neurogastroenterol Motil 2015; **21**: 320-329
7) 清田啓介．Non-Ulcer Dyspepsia（NUD）に対する臨床的疫学的研究．日本消化器病学会雑誌 1992; **89**: 1973-1981（横断）
8) Okumura T, Tanno S, Ohhira M. Prevalence of functional dyspepsia in an outpatient clinic with primary

care physicians in Japan. J Gastroenterol 2010; **45**: 187-194（横断）
9) Gschossmann JM, Haag S, Holtmann G. Epidemiological trends of functional gastrointestinal disorders. Dig Dis 2001; **19**: 189-194
10) Nakajima S, Nishiyama Y, Yamaoka M, et al. Changes in the prevalence of *Helicobacter pylori* infection and gastrointestinal diseases in the past 17 years. J Gastroenterol Hepatol 2010; **25** (Suppl 1): S99-S110（横断）
11) Manabe N, Haruma K, Kamada T, et al. Changes of upper gastrointestinal symptoms and endoscopic findings in Japan over 25 years. Intern Med 2011; **50**: 1357-1363（横断）

BQ 1-5

FD になりやすい人の臨床像は何か？

回答

● 遺伝子多型，幼少期の虐待，感染性胃腸炎後，女性，若年などの報告があるが，一定の見解が得られていない．

解説

　FD ガイドライン第 1 版では，CQ 1-7；FD は女性に多いと報告されているが日本人のデータは少ない，CQ 1-8；BMI との関連については一定の見解が得られていない，CQ 1-9；高齢者よりも若年者に多いとする報告が多いが，わが国では一定の見解が得られていない，と論じられている[1]．FD の臨床像については本ガイドライン他項で述べられているが，FD に「なりやすい人」の臨床像を捉えるには，FD 発症前の特徴を調べる必要がある．そのためには，遺伝子，既往歴，コホート研究の結果あるいはそのサブ解析の解釈が有用である．

　遺伝子多型が FD と関連するとの報告は多くされているが，GNβ3 825，SCL6A4 5-HTTLPR，CCK-1R 779 と FD との関連についてのメタアナリシスで，これらの遺伝子の遺伝子多型は FD との関連を認めなかったものの GNβ3 825 T アレルが EPS と関連していた[2]．わが国でのインターネットサーベイによる調査では，幼少期の虐待（身体的，性的，精神的）は FD 発症に関連していた[3]．また，感染性胃腸炎後に FD が発症しやすいことはよく知られている[4]．12 年間にわたる前向きのコホート研究では，年齢，教育程度，アルコール，喫煙は FGID の症状の変化の推移を予測できなかった[5]．10 年間での FD 発症にかかわる因子は女性，若年であり，雇用状況は関連しなかったが，病欠は FD 発症と関連していた[6]．不安と FD との関係については，どちらが先行するか議論があるが，不安症状が FD 発症の危険因子であることが 10 年間にわたるコホート研究で示されている[7]．

　これらの論文の多くは海外での研究であり，組み入れ例の定義も研究毎に異なることから，解釈に留意する必要がある．

文献

1) 日本消化器病学会（編）．機能性消化管疾患診療ガイドライン 2014—機能性ディスペプシア（FD），南江堂，2014

2) Du L, Kim JJ, Chen B, et al. Gene Polymorphisms and Susceptibility to Functional Dyspepsia: A Systematic Review and Meta-Analysis. Gastroenterol Res Pract 2019; **2019**: 3420548（メタ）

3) Oshima T, Fukui H, Watari J, et al. Childhood abuse history is associated with the development of dyspepsia: a population-based survey in Japan. J Gastroenterol 2015; **50**: 744-750（横断）

4) Futagami S, Itoh T, Sakamoto C. Systematic review with meta-analysis: post-infectious functional dyspepsia. Aliment Pharmacol Ther 2015; **41**: 177-188（メタ）

5) Halder SL, Locke GR 3rd, Schleck CD, et al. Natural history of functional gastrointestinal disorders: a 12-year longitudinal population-based study. Gastroenterology 2007; **133**: 799-807（コホート）

6) Olafsdottir LB, Gudjonsson H, Jonsdottir HH, et al. Natural history of functional dyspepsia: a 10-year population-based study. Digestion 2010; **81**: 53-61

7) Aro P, Talley NJ, Johansson SE, et al. Anxiety Is Linked to New-Onset Dyspepsia in the Swedish Population: A 10-Year Follow-up Study. Gastroenterology 2015; **148**: 928-937

FD 患者の受療行動は症状の持続期間や強さに影響を受けるか？

回答

● 受療行動は持続期間に影響を受けないが，強さに影響を受ける．

解説

　FD 症状例での受療行動にかかわる研究では，患者因子として，加齢，女性，低収入，非飲酒，喫煙が関連しているとの報告がある[1~5]．

　精神心理学的背景では，身体的および精神的な健康状態が不良，精神疾患，不安，身体化症状などが受療行動に影響を及ぼすとされている[4,6,7]．また，受療者は癌や心臓病などではないかという不安を抱えていた[8]．また，FD/IBS（irritable bowel syndrome；過敏性腸症候群）での検討では通院をしている群では医師–患者関係が良好であった[9]．

　症状の頻度，重症度が受療行動と関連しているとする報告は多い[3,5,7~9]．住民アンケート調査では，痛みの重症度，5 年以上の病脳期間が受療に関連していた[2]．

　治療介入後の受療行動に関しては，欧州 6 ヵ国による FD 患者の治療後 3 ヵ月間における受療行動に関する大規模な臨床研究がなされており，治療奏効群は，治療抵抗群と比較して病院受療回数が少ないことが示されている[10]．

　日本からの報告では，FD の病悩期間は初回の受療行動に関連しないことが示唆される[11,12]．インターネットを用いて Rome Ⅲ の FD 例での受療行動について検討した報告では，ディスペプシア症状の強さ，EPS と PDS 症状の重複，主症状が EPS，不安，抑うつは有意に関連し，quality of life（QOL）の身体的サマリースコア（Physical Component Summary：PCS），精神的サマリースコア（Mental Component Summary：MCS）と有意に逆相関した．喫煙，body mass index（BMI），不眠重症度，学歴は影響を与えなかった．多変量解析では EPS と PDS の症状の重複，不安，ディスペプシア症状の強度，PCS が有意であった[13]．

　これらの研究は，対象，研究手法が様々であり，その結果を一元的に論ずることはできない．しかし，症状の頻度・重症度は QOL の低下をもたらすのみならず，不安，精神疾患とも関連することから受療行動に影響していると考えられる．症状の持続時間は，日本では医療機関へのアクセスがよく影響を受けないが，再診以降は治療による症状の消長が受療行動に影響すると考えられる．

文献

1) Jones RH, Lydeard SE, Hobbs FD, et al. Dyspepsia in England and Scotland. Gut 1990; **31**: 401-405（横断）
2) Talley NJ, Boyce P, Jones M. Dyspepsia and health care seeking in a community: How important are psychological factors? Dig Dis Sci 1998; **43**: 1016-1022（ケースコントロール）
3) Howell S, Talley NJ. Does fear of serious disease predict consulting behaviour amongst patients with dyspepsia in general practice? Eur J Gastroenterol Hepatol 1999; **11**: 881-886（ケースコントロール）
4) Hu WH, Wong WM, Lam CL, et al. Anxiety but not depression determines health care-seeking behaviour in Chinese patients with dyspepsia and irritable bowel syndrome: a population-based study. Aliment Pharmacol Ther 2002; **16**: 2081-2088（ケースコントロール）

5) Ford AC, Forman D, Bailey AG, et al. Who consults with dyspepsia? Results from a longitudinal 10-yr follow-up study. Am J Gastroenterol 2007; **102**: 957-965（コホート）

6) Alander T, Svärdsudd K, Johansson SE, et al. Psychological illness is commonly associated with functional gastrointestinal disorders and is important to consider during patient consultation: a population-based study. BMC Med 2005 **13**; 3: 8（ケースコントロール）

7) Ahlawat SK, Richard Locke G, Weaver AL, et al. Dyspepsia consulters and patterns of management: a population-based study. Aliment Pharmacol Ther 2005; **22**: 251-259（コホート）

8) Lydeard S, Jones R. Factors affecting the decision to consult with dyspepsia: comparison of consulters and non-consulters. J R Coll Gen Pract 1989; **39**: 495-498（ケースコントロール）

9) Koloski NA, Talley NJ, Huskic SS, et al Predictors of conventional and alternative health care seeking for irritable bowel syndrome and functional dyspepsia. Aliment Pharmacol Ther 2003; **17**: 841-851（ケースコントロール）

10) Meineche-Schmidt V, Talley NJ, Pap A, et al. Impact of functional dyspepsia on quality of life and health care consumption after cessation of antisecretory treatment: a multicentre 3-month follow-up study. Scand J Gastroenterol 1999; **34**: 566-574（横断）

11) Manabe N, Haruma K, Hata J, et al. Clinical characteristics of Japanese dyspeptic patients: is the Rome III classification applicable? Scand J Gastroenterol 2010; **45**: 567-572（横断）

12) Kinoshita Y, Chiba T. Characteristics of Japanese Patients with Chronic Gastritis and Comparison with Functional Dyspepsia Defined by ROME III Criteria: Based on the Large-Scale Survey, FUTURE Study. Intern Med 2011; **50**: 2269-2276（横断）

13) 大島忠之，池尾光一，三輪洋人．日本人ディスペプシア有症状者における医療機関受療行動に影響する因子の検討．消化器心身医学 2013; **20**: 43-44（ケースコントロール）

BQ 1-7

FD 患者の QOL は低下しているか？

回答

● FD 患者の QOL は低下している.

解説

　FD 患者の quality of life（QOL）の評価としては Short Form 36（SF-36）を用いた報告が多いが[1~5]，Short Form 8（SF-8）を用いた本邦からの報告や[6]，Psychological General Well-Being（PGWB）index，General Health Questionnaires（GHQ）を用いた報告[7]，もあるがいずれの評価方法においても FD 患者では QOL が低下していると考えられている．また，FD 患者の QOL の低下に影響を及ぼす因子として，年齢，性差，病悩期間，ディスペプシア症状の強さ，病態，抑うつ・不安などがあげられる．年齢については，SF-36 を用いた検討では加齢とともに身体的サマリースコア（Physical Component Summary：PCS）が低下しているとする報告が多いが[4,5]，関連しないという報告もあり[2]，一定した見解は得られていない．性差に関しては，SF-36 や[4,8]，WHO-QOL-BREF を用いた評価で[9]，男性 FD 患者よりも女性 FD 患者のほうが QOL が低下していたとする報告もあるが，性差はないとする報告もあり[2,10]，一定した見解は得られていない．病悩期間については，H. pylori 感染陽性の FD 患者は，H. pylori 非感染の FD 患者に比較して，病悩期間が長いが QOL については 2 群間で差はないとの報告[7]や FD の QOL と病悩期間には関連がなく，症状の数に関係するとの報告[11]もあり，FD 患者の病悩期間と QOL は，必ずしも相関しないと考えられる．ディスペプシア症状の強さについては SF-36[2~5]や Nepean Dyspepsia index を用いた評価[12]では症状の強さと QOL の低下は相関すると報告されている．FD の病態別では，EPS-PDS overlap では EPS や PDS より QOL が低下していた[13]とする報告があるが，本邦からの報告では，EPS・PDS・EPS-PDS overlap の 3 群間で SF-8 を用いた QOL 評価に差はなく，わが国では一定の見解が得られていない[14]．心理社会的因子としては，不安や抑うつが SF-36 の特に精神的サマリースコア（Mental Component Summary：MCS）の低下と相関することが報告[2,5,10]されている．しかしながら，上記のいずれの因子についても本邦においてはエビデンスが不足しているのが現状である．

文献

1) Aro P, Talley NJ, Agréus L, et al. Functional dyspepsia impairs quality of life in the adult population. Aliment Pharmacol Ther 2011; **33**: 1215-1224（横断）
2) Haag S, Senf W, Häuser W, et al. Impairment of health-related quality of life in functional dyspepsia and chronic liver disease: the influence of depression and anxiety. Aliment Pharmacol Ther 2008; **27**: 561-571（ケースコントロール）
3) Haag S, Senf W, Tagay S, et al. Is there any association between disturbed gastrointestinal visceromotor and sensory function and impaired quality of life in functional dyspepsia? Neurogastroenterol Motil 2010; **22**: 262-e79（横断）
4) Talley NJ, Locke GR 3rd, Lahr BD, et al. Functional dyspepsia, delayed gastric emptying, and impaired quality of life. Gut 2006; **55**: 933-939（横断）
5) Hantoro IF, Syam AF, Mudjaddid E, et al. Factors associated with health-related quality of life in patients

with functional dyspepsia. Health Qual Life Outcomes 2018; **16**: 83（横断）

6）Kaji M, Fujiwara Y, Shiba M, et al. Prevalence of overlaps between GERD, FD and IBS and impact on health-related quality of life. J Gastroenterol Hepatol 2010; **25**: 1151-1156（横断）

7）Gutiérrez A, Rodrigo L, Riestra S, et al. Quality of life in patients with functional dyspepsia: a prospective 1-year follow-up study in Spanish patients. Eur J Gastroenterol Hepatol 2003; **15**: 1175-1181（コホート）

8）Welén K, Faresjö Å, Faresjö T. Functional dyspepsia affects women more than men in daily life: a case-control study in primary care. Gend Med 2008; **5**: 62-73（ケースコントロール）

9）Choi YJ, Park YS, Kim N, et al. Gender differences in ghrelin, nociception genes, psychological factors and quality of life in functional dyspepsia. World J Gastroenterol 2017; **23**: 8053-8061（横断）

10）Van Oudenhove L, Vandenberghe J, Vos R, et al. Risk factors for impaired health-related quality of life in functional dyspepsia. Aliment Pharmacol Ther 2011; **33**: 261-274（横断）

11）Kinoshita Y, Chiba T. Characteristics of Japanese Patients with Chronic Gastritis and Comparison with Functional Dyspepsia Defined by ROME III Criteria: Based on the Large-Scale Survey, FUTURE Study. Intern Med 2011; **50**: 2269-2276（横断）

12）Talley NJ, Verlinden M, Jones M. Validity of a new quality of life scale for functional dyspepsia: a United States multicenter trial of the Nepean Dyspepsia Index. Am J Gastroenterol 1999; **94**: 2390-2397（横断）

13）Aziz I, Palsson OS, Törnblom H, et al. Epidemiology, clinical characteristics, and associations for symptom-based Rome IV functional dyspepsia in adults in the USA, Canada, and the UK: a cross-sectional population-based study. Lancet Gastroenterol Hepatol 2018; **3**: 252-262（横断）

14）Yamawaki H, Futagami S, Shimpuku M, et al. Impact of sleep disorders, quality of life and gastric emptying in distinct subtypes of functional dyspepsia in Japan. J Neurogastroenterol Motil 2014; **20**: 104-112（横断）

FRQ 1-1

FD と胃不全麻痺（gastroparesis）はどのように関連するか？

回答

● FD と胃不全麻痺（gastroparesis）は異なる疾患であるが，両者はしばしばオーバーラップすると考えられる.

■ 解説 ■

　胃不全麻痺（gastroparesis：GP）は器質的な閉塞機転がないにもかかわらず胃排出遅延をきたす疾患で，これによって早期飽満感，食後膨満感，悪心，嘔吐，げっぷ，胃もたれ，腹痛などの症状をきたす [1,2]．GP は基本的に胃の神経筋機能不全症（gastric neuromuscular disorders）の一型と位置づけられているが [1]，症状と胃排出遅延により規定される疾患なので，その診断には胃シンチグラフィー [3,4] や胃排出呼気試験 [4] などの胃排出試験が必須である.

　GP は糖尿病に合併するものも多く，米国からの報告では 1 型および 2 型糖尿病患者が 10 年間に GP を発症するリスクはそれぞれ 5.2％，1.0％と報告されている [5]．原因不明の idiopathic な GP も糖尿病合併 GP と並んで多いことが知られている [6,7]．このほかに，術後胃，パーキンソン病などや腎不全などの全身性疾患，薬剤性，ウイルスや細菌感染後などものもある [1,2]．欧米，特に米国では 500 万人以上の患者がいるとの推測もあり [8]，頻用されている疾患名である．しかし，そのすべてに胃排出試験が行われているとは限らず，内視鏡時の食物残渣を認めた場合 [9]のほか，症状のみから GP の診断をつけることもある [5]．GP を疑う患者の 10％にしか胃排出試験が行われていないとの報告もあり [10]，欧米ではこの病名が厳密かつ適正に使用されているとは限らないと思われる．わが国ではこの病名はほとんど使われることはなく [11]，GP の実態調査の報告もない．それゆえ，わが国で GP という病名が使用されないのは，実際にわが国で GP の患者がほとんどいないからなのか，GP 患者はいてもこの病名が周知されていないからかは不明である.

　一方，機能性ディスペプシアは症状により定義される疾患であり，症状の原因となる器質的，全身性，代謝性疾患がないのにもかかわらず，慢性的にディスペプシア症状をきたす疾患である [12,13]．GP は胃排出遅延によって規定される疾患であるため，両者は基本的に異なる疾患である．まず定義的には FD は器質的，全身性，代謝性疾患など原因となりそうなものを排除した原因不明のものでなければならないのに対し，GP は上述したように原因不明のものだけではなく，様々な合併症を有する場合でもその診断名はつく．さらに実際には両者の特徴的症状にも違いを認め，GP は悪心，嘔吐が呈することが多いのに対して [1,6,14]，FD ではこれらの症状，特に嘔吐を伴うことはまれである [13]．さらに病態にも違いがある．GP は胃排出遅延という単一の病態であるのに対して，FD は胃排出遅延，胃排出促進，適応性弛緩反応不全，内臓知覚過敏など様々な因子が関与している疾患である．したがって，両者の治療もやや異なってくる．消化管運動機能改善薬が用いられることは共通であるが，比較的重篤な GP 患者に対しては外科手術 [15]，電気刺激 [16]，ボツリヌス毒注射 [17]，G-POEM [18] などの胃排出改善を目指した治療が行われるこれがあるが，FD 患者では胃排出遅延のある一部の患者に適応があるにすぎない．このように FD

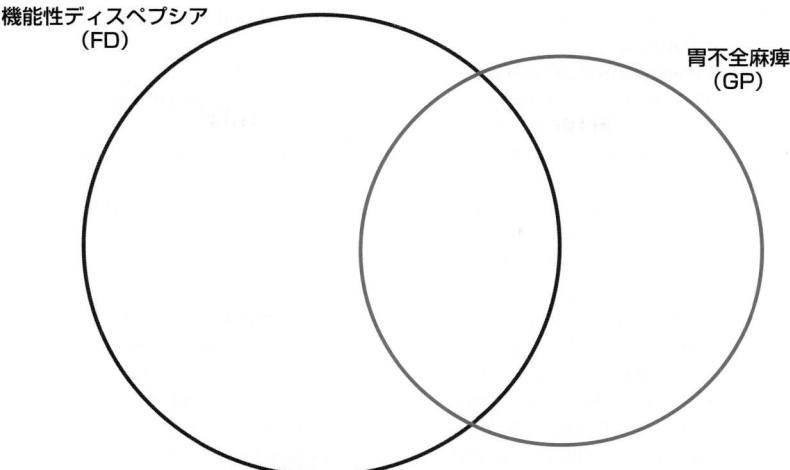

機能性ディスペプシア
（FD）

胃不全麻痺
（GP）

図 1　機能性ディスペプシアと胃不全麻痺の関係

と GP は多くの面で異なっている．

　しかし，GP と FD がオーバーラップすることは少なくない（図 1）．器質的疾患がないにもかかわらず早期満腹感，食後膨満感，胃もたれ，胃痛などのディスペプシア症状を有するところは共通しており，また FD 患者のなかには胃排出遅延をきたす患者も少なくないためである．胃排出遅延のある FD 患者は idiopathic GP でもあり，両者がオーバーラップしている患者であるが，実際に胃排出遅延をきたす患者は FD の 10～35％程度とされていることから [19～21]，そのオーバーラップは FD の 1～2 割程度にみられる可能性があると思われる．

文献

1) Camilleri M, Chedid V, Ford AC, et al. Gastroparesis. Nat Rev Dis Primers 2018; **4**: 41-60
2) Pasricha P, Camilleri M, Hasler W, et al. White Paper AGA: Gastroparesis: Clinical and Regulatory Insights for Clinical Trials. Clin Gastroenterol Hepatol 2017; **15**: 1184-1190
3) Keller J, Bassotti G, Clarke J, et al. Expert consensus document: Advances in the diagnosis and classification of gastric and intestinal motility disorders. Nat Rev Gastroenterol Hepatol 2018; **15**: 291-308
4) Szarka LA, Camilleri M, Vella A, et al. A stable isotope breath test with a standard meal for abnormal gastric emptying of solids in the clinic and in research. Clin Gastroenterol Hepatol 2008; **6**: 635-643
5) Choung RS, Locke GR 3rd, Schleck CD, et al. Risk of gastroparesis in subjects with type 1 and 2 diabetes in the general population. Am J Gastroenterol 2012; **107**: 82-88
6) Camilleri M, Parkman HP, Shafi MA, et al. Clinical guideline: management of gastroparesis. Am J Gastroenterol 2013; **108**: 18-37
7) Parkman HP, Hallinan EK, Hasler WL, et al. Nausea and vomiting in gastroparesis: similarities and differences in idiopathic and diabetic gastroparesis. Neurogastroenterol Motil 2016; **28**: 1902-1914
8) Stanghellini V, Tosetti C, Paternico A, et al. Risk indicators of delayed gastric emptying of solids in patients with functional dyspepsia. Gastroenterology 1996; **110**: 1036-1042
9) Coleski R, Baker JR, Hasler WL, et al. Endoscopic Gastric Food Retention in Relation to Scintigraphic Gastric Emptying Delays and Clinical Factors. Dig Dis Sci 2016; **61**: 2593-2601
10) Rey E, Choung RS, Schleck CD, et al. Prevalence of hidden gastroparesis in the community: the gastroparesis "iceberg". J Neurogastroenterol Motil 2012; **18**: 34-42

11） Miwa H. Functional dyspepsia and gastroparesis: East and West. (oral presentation) Neurogastro 2019, Lisbon, Portugal
http://www.neurogastro2019.org/documents/Pr2019.pdf

12） Miwa H, Kusano M, Arisawa T, et al. Evidence-based clinical practice guidelines for functional dyspepsia. J Gastroenterol 2015; **50**: 125-139

13） Stanghellini V, Chan FK, Hasler WL, et al. Gastroduodenal Disorders. Gastroenterology 2016; **150**: 1380-1392

14） Cherian D, Parkman HP. Nausea and vomiting in diabetic and idiopathic gastroparesis. Neurogastroenterol Motil 2012; **24**: 217-222

15） Zoll B, Zhao H, Edwards MA, et al. Outcomes of surgical intervention for refractory gastroparesis: a systematic review. J Surg Res 2018; **231**: 263-269

16） Laine M, Sirén J, Koskenpato J, et al. Outcomes of High-Frequency Gastric Electric Stimulation for the Treatment of Severe, Medically Refractory Gastroparesis in Finland. Scand J Surg 2018; **107**: 124-129

17） Bromer MQ, Friedenberg F, Miller LS, et al, Endoscopic pyloric injection of botulinum toxin A for the treatment of refractory gastroparesis. Gastrointest Endosc 2005; **61**: 833-839

18） Mekaroonkamol P, Dacha S, Wang L, et al. Gastric peroral endoscopic pyloromyotomy reduces symptoms, increases quality of life, and reduces health care use for patients withgastroparesis. Clin Gastroenterol Hepatol 2019; **17**: 82-89

19） Asano H, Tomita T, Nakamura K, et al. Prevalence of Gastric Motility Disorders in Patients with Functional Dyspepsia. J Neurogastroenterol Motil 2017; **23**: 392-399

20） Vanheel H, Carbone F, Valvekens L, et al. Pathophysiological Abnormalities in Functional Dyspepsia Subgroups According to the Rome III Criteria. Am J Gastroenterol 2017; **112**: 132-140

21） Quartero AO, de Wit NJ, Lodder AC, et al. Disturbed solid-phase gastric emptying in functional dyspepsia: a meta-analysis. Dig Dis Sci 1998; **43**: 2028-2033（メタ）

第2章
病態・病因

BQ 2-1

FD は多因子によるものか？

回答
● FD の病態には多因子が複合的に関与しているものと考えられる．

解説

FD に関しては，胃・十二指腸運動能異常[1,2]，内臓知覚過敏[3]，心理社会的因子[4]，胃酸分泌[5]，遺伝的要因[6]，生育環境[7]，感染性胃腸炎の既往[8]，運動・睡眠・食事内容や食習慣などのライフスタイル[9]，消化管の微小炎症[10] などの多因子が複合的に関与しているものと考えられている（図1）．

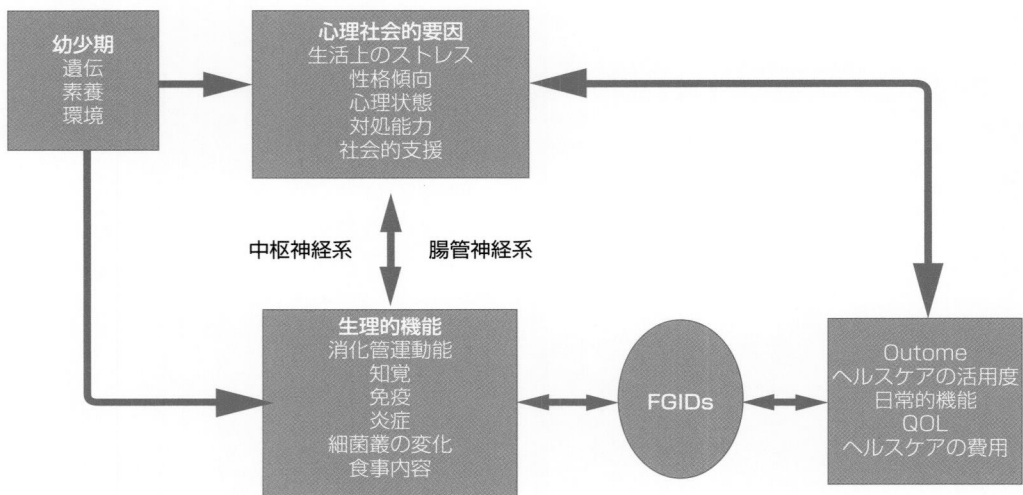

図1 機能性消化管疾患の病因と臨床的発現の生物心理社会モデル
（Functional gastrointestinal disorders: History, pathophysoiology, clinical features, and Rome IV. Gastroenterology, 2016, 105 より作成）

文献

1) Tack J, Piessevaux H, Coulie B, et al. Role of impaired gastric accommodation to a meal in functional dyspepsia. Gastroenterology 1998; **115**: 1346-1352（コホート）
2) Quartero AO, de Wit NJ, Lodder AC, et al. Disturbed solid-phase gastric emptying in functional dyspepsia: a meta-analysis. Dig Dis Sci 1998; **43**: 2028-2033（メタ）
3) Farre R, Vanheel H, Vanuytsel T, et al. In functional dyspepsia, hypersensitivity to postprandial distention correlates with meal-related symptom severity. Gastroenterology 2013; **145**: 566-573（ケースコントロール）
4) Henningsen P, Zimmermann T, sattel H. Medically unexplained physical symptoms, anxiety, and depression: a metaanalytic review. Psychosom Med 2003; **65**: 528-533（メタ）
5) Pinto-Sanchez MI, Yuan Y, Hassan A, et al. Proton pump inhibitors for functional dyspepsia. Cochrane

Database Syst Rev 2017; **11**: CD011194（メタ）

6）Song YZ, You HY, Zhu ZH, et al. The C825T polymorphism of the G-protein β3 gene as a risk factor for functional dyspepsia: a meta-analysis. Gastroenterol Res Pract 2016; **2016**: 5037254（メタ）

7）Drossman DA, Talley NJ, Leserman J, et al. Sexual and physical abuse and gastrointestinal illness: review and recommendations. Ann Intern Med 1995; **123**: 782-794（メタ）

8）Futagami S, Itoh T, Sakamoto C. Systematic review with meta-analysis: post-infectious functional dyspepsia. Aliment Pharacol Ther 2015; **41**: 177-188（メタ）

9）Duncanson KR, Talley NJ, Walker MM, et al. Food and functional dyspepsia: a systematic review. J Hum Nutr Diet 2018; **31**: 390-407（メタ）

10）Miwa H, Oshima T, Tomita T, et al. Recent understanding of the pathophysiology of functional dyspepsia: role of the duodenum as the pathogenic center. J Gastroenterol 2019; **54**: 305-311

第2章　病態・病因

胃・十二指腸運動能異常［胃適応性弛緩障害，胃排出能障害（早期胃排出能障害・胃排出能遅延），十二指腸胃逆流］はFDに関連するか？

回答

● FDの病態には胃・十二指腸運動能異常が関連するものがある．

解説

　バロスタット法によりFD患者の一部において胃適応性弛緩障害が認められ，その症状と関連があることが報告されている[1,2]．また，シンチグラフィ法，呼気テスト，固形食法などによりFD患者のなかには健常者に比べて胃排出が遅延している患者がいることも報告されている[3~6]．このような報告をまとめたメタアナリシスでは，FD患者では胃排出遅延を示す患者が約35%程度であるが示されている[7]．逆に，FD患者において，胃排出早期において胃排出能が亢進しているとする報告もみられる[8,9]．加えて，FD患者においては健常者に比較して，十二指腸胃逆流が有意に認められると報告されている[10]．一方，バロスタット法やシンチグラフィ法により胃適応性弛緩障害や胃排出障害と症状との間に関連が認められなかったとする報告も散見される[11,12]．また，FD患者では血中モチリン値が低く，空腹時強収縮（interdigestive migrating complexes：IMC）の発現が少ないこと[13]や，特にPDS（postprandial distress syndrome）患者では胃排出遅延と血中グレリン低値が関連すること[6]も報告されている．

　アコチアミドはFD患者におけるランダム化比較試験において，胃適応性弛緩障害と症状の改善に関連性が認められた[14]．また，メタアナリシスにてprokineticsは有意に胃排出を促進し消化器症状を改善した[15]．

文献

1) Tack J, Piessevaux H, Coulie B, et al. Role of impaired gastric accommodation to a meal in functional dyspepsia. Gastroenterology 1998; **115**: 1346-1352（コホート）
2) Troncon LE, Thompson DG, Ahluwalia NK, et al. Relations between upper abdominal symptoms and gastric distension abnormalities in dysmotility like functional dyspepsia and after vagotomy. Gut 1995; **37**: 17-22（コホート）
3) Stanghellini V, Tosetti C, Paternico A, et al. Risk indicators of delayed gastric emptying of solids in patients with functional dyspepsia. Gastroenterology 1996; **110**: 1036-1042（横断）
4) Waldron B, Cullen PT, Kumar R, et al. Evidence for hypomotility in non-ulcer dyspepsia: a prospective multifactorial study. Gut 1991; **32**: 246-251（ケースコントロール）
5) Perri F, Clemente R, Festa V, et al. Patterns of symptoms in functional dyspepsia: role of *Helicobacter pylori* infection and delayed gastric emptying. Am J Gastroenterol 1998; **93**: 2082-2088（ケースコントロール）
6) Shindo T, Futagami S, Hiratsuka T, et al. Comparison of gastric emptying and plasma ghrelin levels in patients with functional dyspepsia and non-erosive reflux disease. Digestion 2009; **79**: 65-72（ケースコントロール）
7) Quartero AO, de Wit NJ, Lodder AC, et al. Disturbed solid-phase gastric emptying in functional dyspepsia: a meta-analysis. Dig Dis Sci 1998; **43**: 2028-2033（メタ）
8) Lunding JA, Tefera S, Gilja OH, et al. Rapid initial gastric emptying and hypersensitivity to gastric filling in functional dyspepsia: effects of duodenal lipids. Scand J Gastroenterol 2006; **41**: 1028-1036（ケースコン

トロール）

9) Kusano M, Zai H, Shimoyama Y, et al. Rapid gastric emptying, rather than delayed gastric emptying, might provoke functional dyspepsia. J Gastroenterol Hepatol 2011; **26** (Suppl 3): 75-78

10) Haruma K, Kusunoki H, Manabe N, et al. Real-time assessment of gastroduodenal motility by ultrasonography. Digestion 2008; **77** (Suppl 1): 48-51

11) Boeckxstaens GE, Hirsch DP, Kuiken SD, et al. The proximal stomach and postprandial symptoms in functional dyspeptics. Am J Gastroenterol 2002; **97**: 40-48 （コホート）

12) Asano H, Tomita T, Nakamura K, et al. Prevalence of Gastric Motility Disorders in Patients with Functional Dyspepsia. J Neurogastroenterol Motil 2017; **23**: 392-399 （ケースコントロール）

13) Kusano M, Sekiguchi T, Kawamura O, et al. Further classification of dysmotility-like dyspepsia by interdigestive gastroduodenal manometry and plasma motilin level. Am J Gastroenterol 1997; **92**: 481-484 （ケースコントロール）

14) Kusunoki H, Haruma K, Manabe N, et al. Therapeutic efficacy of acotiamide in patients with functional dyspepsia based on enhanced postprandial gastric accommodation and emptying: randomized controlled study evaluation by real-time ultrasonography. Neurogastroenterol Motil 2012; **24**: 540-545 （ランダム）

15) Vijayvargiya P, Camilleri M, Chedid V, et al. Effects of Promotility Agents on Gastric Emptying and Symptoms: A Systematic Review and Meta-analysis. Gastroenterology 2019; **156**: 1650-1660 （メタ）

第2章　病態・病因

BQ 2-3

内臓知覚過敏は FD に関連するか？

回答

● FD 患者では胃や十二指腸の知覚過敏が存在し，FD の病態に内臓知覚過敏が関連するものがある．

解説

　FD 患者においては胃の伸展刺激に対して健常者よりも高い頻度で疼痛を感じ[1]，腹部膨満感の閾値が健常者より有意に低かった[2]．また，食後の胃の伸展刺激に対する閾値は，食前の伸展刺激に対する閾値と異なり，食後の FD 症状の重症度と相関していたとする報告もある[3]．4℃の冷水や8℃の流動食による寒冷刺激による疼痛出現までの閾値が FD 患者において健常者よりも有意に低く[4,5]，また，カプサイシンによる疼痛発現の閾値が FD 患者において健常者より有意に低い[6]．さらに，十二指腸に酸を注入すると FD 患者では健常者よりも有意に嘔気を感じるとの報告[7]や十二指腸に脂肪を注入すると FD 患者では健常者よりも有意に膨満感や不快感を感じるとの報告がある[8~10]．以上より FD 患者では胃の伸展刺激や温度刺激による知覚過敏や十二指腸への酸や脂肪など注入による知覚過敏を有しており，その機序に TRPV1 が関与する可能性がある[6,11]．

文献

1) Lemann M, Dederding JP, Flourie B, et al. Abnormal perception of visceral pain in response to gastric distension in chronic idiopathic dyspepsia: the irritable stomach syndrome. Dig Dis Sci 1991; **36**: 1249-1254（ケースコントロール）

2) Rhee PL, Kim YH, Son HJ, et al. Evaluation of individual symptoms cannot predict presence of gastric hypersensitivity in functional dyspepsia. Dig Dis Sci 2000; **45**: 1680-1684（ケースコントロール）

3) Farre R, Vanheel H, Vanuytsel T, et al. In functional dyspepsia, hypersensitivity to postprandial distention correlates with meal-related symptom severity. Gastroenterology 2013; **145**: 566-573（ケースコントロール）

4) Bouin M, Meunier P, Riberdy-Poitras M, et al. Pain hypersensitivity in patients with functional gastrointestinal disorders: a gastrointestinal-specific defect or a general systemic condition? Dig Dis Sci 2001; **46**: 2542-2548（ケースコントロール）

5) Wang RF, Wang ZF, Ke MY, et al. Temperature can influence gastric accommodation and sensitivity in functional dyspepsia with epigastric pain syndrome. Dig Dis Sci 2013; **58**: 2550-2555（ケースコントロール）

6) Li X, Cao Y, Wong RK, et al. Visceral and somatic sensory function in functional dyspepsia. Neurogastroenterol Motil 2013; **25**: 246-253（ランダム）

7) Samsom M, Verhagen MA, vanBerge Henegouwen GP, et al. Abnormal clearance of exogenous acid and increased acid sensitivity of the proximal duodenum in dyspeptic patients. Gastroenterology 1999; **116**: 515-520（ケースコントロール）

8) Bjornsson E, Sjoberg J, Ringstrom G, et al. Effects of duodenal lipids on gastric sensitivity and relaxation in patients with ulcer-like and dysmotility-like dyspepsia. Digestion 2003; **67**: 209-217（ケースコントロール）

9) Barbera R, Feinle C, Read NW. Abnormal sensitivity to duodenal lipid infusion in patients with functional dyspepsia. Eur J Gastroenterol Hepatol 1995; **7**: 1051-1057（ケースコントロール）

10) Barbera R, Feinle C, Read NW. Nutrient-specific modulation of gastric mechanosensitivity in patients with functional dyspepsia. Dig Dis Sci 1995; **40**: 1636-1641（ケースコントロール）

11) Cheung CKY, Lan LL, Kyaw M, et al. Up-regulation of transient receptor potential vanilloid (TRPV) and down-regulation of brain-derived neurotrophic factor (BDNF) expression in patients with functional dyspepsia (FD). Neurogastroenterol Motil 2018; **30** (2). doi: 10.1111/nmo.13176（ケースコントロール）

BQ 2-4

心理社会的因子は FD に関連するか？

回答

● 心理社会的因子が FD と関連することがある.

解説

　脳と腸管は相互に密接に関連しており，機能性消化管疾患の臨床的発現には，幼少時の体験や，生活上のストレスなどの環境的・社会的要因と，不安や抑うつ，身体化などの心理的要因，腸管の運動や知覚といった腸生理が相互に作用している．これまでの研究から機能性消化管疾患において，心理社会因子が，常習的な欠勤，受療行動，症状，健康関連 QOL などに影響する可能性が示唆されているが [1~3]，独立した指標は明確化されておらず，各因子が相互的に作用していると考えられる．また，心理社会的因子をスコア化する種々の問診票のスコアにおいて，FD 患者では健常者と比較し高値を示し [4]，HADS（hospital anxiety and depression score）により不安のある群で有意に RomeⅢ基準による FD と関連していた [5,6]．この他にもストレス・不安・抑うつと RomeⅢ基準による FD との関連が示されている [7,8]．さらに，メタアナリシスによると，non-ulcer dyspepsia（NUD）を含む機能性疾患と抑うつ，不安との間に中等度の相関があり，NUD 群では，健常者または器質的疾患を有する群と比較し，抑うつと不安障害が有意に多かった [9]．一般住民調査により，機能性消化管疾患の独立した予測因子として，神経症，不安があげられ，抑うつは，単変量解析のみで関連を示していた [10]．アジアからの報告によれば，不安と抑うつと FD の関連は認めるが，受療行動には，抑うつではなく，不安が関連していることが示されている [11]．また，治療抵抗性 FD 患者は，非治療抵抗性 FD 患者に比べて，抑うつや不安の傾向が強かった [12]．

文献

1) Drossman DA, Li Z, Andruzzi E, et al. Householder survey of functional gastrointestinal disorders: prevalence, sociodemography and health impact. Dig Dis Sci 1993; **38**: 1569-1580（横断）
2) Haag S, Senf W, Hauser W, et al. Impairment of health related quality of life in functional dyspepsia and chronic liver disease: the influence of depression and anxiety. Aliment Pharmacol Ther 2008; **27**: 561-571（ケースコントロール）
3) Koloski NA, Talley NJ, Boyce PM. Epidemiology and health care seeking in the functional GI disorders: a population based study. Am J Gastroenterol 2002; **97**: 2290-2299（横断）
4) Wilhelmsen T, Haug TT, Sipponen P, et al. Helicobactor pylori in functional dyspepsia and normal controls. Scand J Gastroenterol 1994; **29**: 522-527（ケースコントロール）
5) Aro P, Talley NJ, Ronkainen J. Anxiety is associated with univestigated functional dyspepsia (RomeⅢ criteria) in Swedish population-based study. Gastroenterology 2009; **137**: 94-100（横断）
6) Yuan HP, Li Z, Zhang Y, et al. Anxiety and depression are associated with increased counts and degranulation of duodenal mast cells in functional dyspepsia. Int J Clin Exp Med 2015; **8**: 8010-8014（ケースコントロール）
7) Adibi P, Keshteli AH, Daghaghzadeh H, et al. Association of anxiety, depression, and psychological distress in people with and without functional dyspepsia. Adv Biomed Res 2016; **5**: 1（横断）
8) Kabeer KK, Ananthakrishnan N, Anand C et al. Prevalence of *Helicobacter pylori* Infection and Stress, Anxiety or Depression in Functional Dyspepsia and Outcome after Appropriate Intervention. J Clin Diagn Res

2017; **11**: VC11-VC15（非ランダム）

9) Henningsen P, Zimmermann T, Sattel H. Medically unexplained physical symptoms, anxiety, and depression: a metaanalytic review. Phychosom Med 2003; **65**: 528-533（メタ）

10) Haug TT, Mykletun A, Dahl AA. Are anxiety and depression related to gastro intestinal symptoms in the general population? Scand J Gastroenterol 2002; **37**: 294-298（横断）

11) Hu WH, Wong WM, Lam CL, et al. Anxiety but not depression determines health care-seeking behavior in Chinese patients with dyspepsia with dyspepsia and irritable bowel syndrome: a population-based study. Aliment Pharmacol Ther 2002; **16**: 2081-2088（横断）

12) Jiang SM, Jia L, Lei XG, et al. Incidence and psychological-behavioral characteristics of refractory functional dyspepsia: a large, multi-center, prospective investigation from China. World J Gastroenterol 2015; **21**: 1932-1937（横断）

BQ 2-5

胃酸は FD に関連するか？

回答

● FD 症状のうち，胃酸が関連するものがある．

解説

胃酸分泌抑制薬が FD の症状改善に有効であることは，複数のメタアナリシスによって明らかにされている[1~3]．また，健常者の胃への直接的な酸刺激によって様々な上腹部症状が出現し[4]，さらに FD 患者では誘発される症状が有意に強かったことが報告されている[5]．しかし，FD 患者の基礎胃酸分泌量，最高酸分泌量は健常者と同様であるとの報告が多い[6,7]．ただ，ガストリン放出ペプチド（GRP）による刺激酸分泌量は *H. pylori* 陽性の FD 患者に限って，*H. pylori* 陽性の健常者および *H. pylori* 陰性の健常者より多いとの報告がある[8]．一方で，胃酸に対する胃または十二指腸粘膜の知覚過敏が FD 症状の発生に関与していると考えられている[5,9~12]．さらには，FD では食後十二指腸内が健常者より酸性になることが示され，十二指腸内への酸流入が十二指腸運動の低下，適応性弛緩の減弱，胃知覚過敏を引き起こす可能性が報告されている[13,14]（**図1**）．

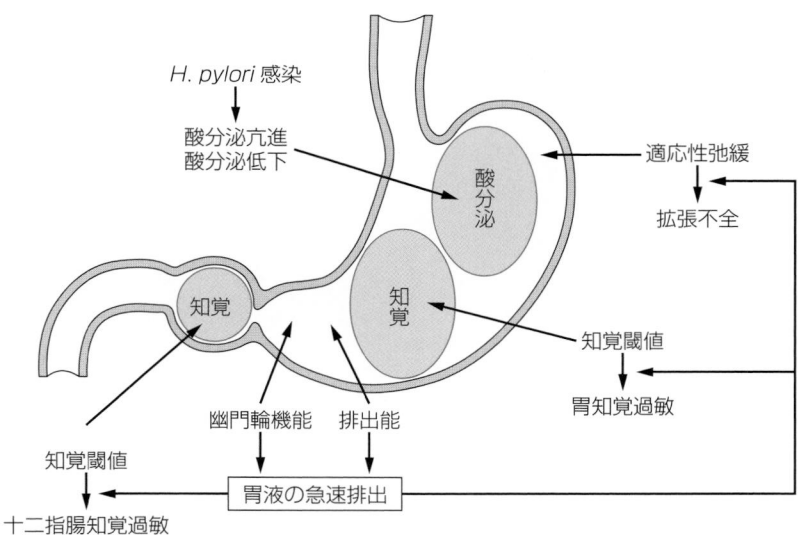

図1 胃酸分泌と関連する機能障害

文献

1) Moayyedi P, Delaney BC, Vakil N, et al. The efficacy of proton pump inhibitors in nonulcer dyspepsia: a systematic review and economic analysis. Gastroenterology 2004; **127**: 1329-1337（メタ）

2) Wang WH, Huang JQ, Zheng GF, et al. Effects of proton-pump inhibitors on functional dyspepsia: a meta-

analysis of randomized placebo-controlled trials. Clin Gastroenterol Hepatol 2007; **5**: 178-185（メタ）

3) Moayyedi P, Soo S, Deeks J, et al. Pharmacological interventions for non-ulcer dyspepsia. Cochrane Database Syst Rev 2006; **4**: CD001960（メタ）

4) Miwa H, Nakajima K, Yamaguchi K, et al. Generation of dyspeptic symptoms by direct acid infusion into the stomach of healthy Japanese subjects. Aliment Pharmacol Ther 2007; **26**: 257-264（ケースコントロール）

5) Oshima T, Okugawa T, Tomita T, et al. Generation of dyspeptic symptoms by direct acid and water infusion into the stomachs of functional dyspepsia patients and healthy subjects. Aliment Pharmacol Ther 2012; **35**: 175-182（ケースコントロール）

6) Collen MJ, Loebenberg MJ. Basal gastric acid secretion in nonulcer dyspepsia with or without duodenitis. Dig Dis Sci 1989; **34**: 246-250（ケースコントロール）

7) Nyrén O. Secretory abnormalities in functional dyspepsia. Scand J Gastroenterol Suppl 1991; **182**: 25-28

8) El-Omar E, Penman I, Ardill JE, et al. A substantial proportion of non-ulcer dyspepsia patients have the same abnormality of acid secretion as duodenal ulcer patients. Gut 1995; **36**: 534-538（ケースコントロール）

9) Bates S, Sjoden PO, Fellenius J, et al. Blocked and nonblocked acid secretion and reported pain in ulcer, nonulcer dyspepsia, and normal subjects. Gastroenterology 1989; **97**: 376-383（ケースコントロール）

10) Schwartz MP, Samsom M, Van Berge Henegouwen GP, et al. Effect of inhibition of gastric acid secretion on antropyloroduodenal motor activity and duodenal acid hypersensitivity in functional dyspepsia. Aliment Pharmacol Ther 2001; **15**: 1921-1928（ケースコントロール）

11) Bratten J, Jones MP. Prolonged recording of duodenal acid exposure in patients with functional dyspepsia and controls using a radiotelemetry pH monitoring system. J Clin Gastroenterol 2009; **43**: 527-533（ケースコントロール）

12) Ishii M, Kusunoki H, Manabe N, et al. Duodenal hypersensitivity to acid in patients with functional dyspepsia-pathogenesis and evaluation.J Smooth Muscle Res 2010; **46**: 1-8

13) Lee KJ, Vos R, Janssens J, et al. Influence of duodenal acidification on the sensorimotor function of the proximal stomach in humans. Am J Physiol Gastrointest Liver Physiol 2004; **286**: G278-G284（ケースコントロール）

14) Lee KJ, Kim JH, Cho SW. Dyspeptic symptoms associated with hypersensitivity to gastric distension induced by duodenal acidification. J Gastroenterol Hepatol 2006; **21**: 515-520（ケースコントロール）

BQ 2-6

家族歴・遺伝的要因は FD に関連するか？

回答

● 家族歴や様々な遺伝子多型には FD と関連するものがある.

解説

　FD と家族歴の関連性を示す報告がされている[1]. また, FD の疾患感受性に遺伝子因子が関与している可能性が考えられている. これまで G 蛋白をコードする G-protein β3（GNB3）の C825T 遺伝子多型[2~4], シクロオキシゲナーゼ（COX）-1 の T1675C 遺伝子多型[5], transient receptor potential vanilloid（TRPV1）の G315C 遺伝子多型[6], C-fibers の SCN10A 遺伝子多型[7], セロトニントランスポーター遺伝子の SLC6A4 遺伝子多型[8], それに結合する pri-microRNA 325 遺伝子多型[9] などについて報告されている. 最近では, FD susceptibility は, CD14, GNB3, MIF と TRPV1 遺伝子多型と関連があると報告[10] されている. その一方で, メタアナリシスでは, G-protein β3（GNB3）の C825T 遺伝子多型は FD 患者全体では有意な相関関係は得られなかったが, サブグループによる解析では有意な相関が得られるとしている[11]. また, preproghrelin 3056TT 遺伝子型は, *H. pylori* 陰性 FD 患者においてアシル化 ghrelin 低値および空腹感と有意に関連するとの報告[12] もある. しかし, FD 患者全体と遺伝子多型との関連性についてはまだ明確にはなっていない.

文献

1) Locke GR 3rd, Zinsmeister AR, Talley NJ, et al. Familial association in adults with functional gastrointestinal disorders. Mayo Clin Proc 2000; **75**: 907-912（ケースコントロール）
2) Holtmann G, Siffert W, Haag S, et al. G-protein beta 3 subunit 825 CC genotype is associated with unexplained functional dyspepsia. Gastroenterology 2004; **126**: 971-979（ケースコントロール）
3) Oshima T, Nakajima S, Yokoyama T, et al. The G-protein beta3 subunit 825 TT genotype is associated with epigastric pain syndrome-like dyspepsia. BMC Med Genet 2010; **11**: 13-19（ケースコントロール）
4) Shimpuku M, Futagami S, Kawagoe T, et al. G-protein b3 subunit 825CC genotype is associated with postprandial distress syndrome with impaired gastric emptying and with the feeling of hunger in Japanese. Neurogastroenterol Motil 2011; **23**: 1073-1080（ケースコントロール）
5) Arisawa T, Tahara T, Shibata T, et al. Genetic polymorphisms of cyclooxygenase-1 (COX-1) are associated with functional dyspepsia in Japanese women. J Womens Health (Larchmt) 2008; **17**: 1039-1043（ケースコントロール）
6) Tahara T, Shibata T, Nakamura M, et al. Homozygous TRPV1 315C influences the susceptibility to functional dyspepsia. J Clin Gastroenterol 2010; **44**: 1-7（ケースコントロール）
7) Arisawa T, Tahara T, Shiroeda H, et al. Genetic polymorphisms of SCN10A are associated with functional dyspepsia in Japanese subjects. J Gastroenterol 2013; **48**: 73-80（ケースコントロール）
8) Toyoshima F, Oshima T, Nakajima S, et al. Serotonin transporter gene polymorphism may be associated with functional dyspepsia in a Japanese population. BMC Med Genet 2011; **12**: 88（ケースコントロール）
9) Arisawa T, Tahara T, Fukuyama T, et al. Genetic polymorphism of pri-microRNA 325, targeting SLC6A4 3'-UTR, is closely associated with the risk of functional dyspepsia in Japan. J Gastroenterol 2012; **47**: 1091-1098（ケースコントロール）
10) Triantafyllou K, Kourikou A, Gazouli M, et al. Functional dyspepsia susceptibility is related to CD14, GNB3, MIF, and TRPV1 gene polymorphisms in the Greek population. Neurogastroenterol Motil 2017; **29** (1). doi: 10.1111/nmo.12913. Epub 2016 Jul 19（ケースコントロール）

11) Song YZ, You HY, Zhu ZH, et al. The C825T polymorphism of the G-protein β3 gene as a risk factor for functional dyspepsia: a meta-analysis. Gastroenterol Res Pract 2016; **2016**: 5037254（メタ）
12) Futagami S, Shimpuku M, Kawagoe T, et al. The preproghrelin 3056 TT genotype is associated with the feeling of hunger and low acylated ghrelin levels in Japanese patients with *Helicobacter pylori*-negative functional dyspepsia. Intern Med 2013; **52**: 1155-1163（ケースコントロール）

BQ 2-7

生育環境は FD に関連するか？

回 答

● 幼少期や思春期での被虐待歴などの生育環境には FD に関連するものがある.

解説

　被虐待歴と機能性消化管疾患との関連性が認められている[1]. バロスタットによる胃知覚および胃機能と幼少期や思春期での被虐待歴の関連を検討した研究では, 被虐待歴は胃知覚における不快閾値が低下しており, 知覚過敏と関連していた[2,3]. また, 身体的虐待より性的虐待のほうが胃知覚および胃運動に与える影響が強かったが, 胃排出に関しては一定の成績が示されていない[2]. PET を用いた脳の活動性を評価した研究では, 被虐待歴は内臓知覚と関連する領域に異なった活動性が示された[4]. また, 日本人を対象としたインターネットによる調査研究によると[5], 年齢, 性別, 居住域などを合わせた健常人とディスペプシア患者との比較検討では, 幼少時の被虐待歴はディスペプシア患者で有意に高く, 症状の重症度と相関しており, EPS 群および PDS 群との overlap 症候群でさらに高い傾向がみられていた. さらに幼少時の被虐待歴が神経症と相関し, 6, 12, 18 ヵ月の経時的な変化のなかで, 精神神経的障害と消化器症状の増悪という悪循環が形成されていくことが報告されている[6].

文献

1) Drossman DA, Talley NJ, Leserman J, et al. Sexual and physical abuse and gastrointestinal illness: review and recommendations. Ann Intern Med 1995; **123**: 782-794（メタ）
2) Geeraerts B, Van Oudenhove L, Fischler B, et al. Influence of abuse history on gastric sensorimotor function in functional dyspepsia. Neurogastroenterol Motil 2009; **21**: 33-41（ケースコントロール）
3) Van Oudenhove L, Vandenberghe J, Vos R, et al. Abuse history, depression, and somatization are associated with gastric sensitivity and gastric empting in functional dysplasia. Psychosom Med 2011; **73**: 648-655（ケースコントロール）
4) Van Oudenhove L, Vandenberghe J, Dupont P, et al. Regional brain activity in functional dyspepsia: a H(2)(15)O-PET study on the role of gastric sensitivity and abuse history. Gastroenterology 2010; **139**: 36-47（ケースコントロール）
5) Oshima T, Fukui H, Watarai J, et al. Childhood abuse history is associated with the development of dyspepsia: a population-based survey in Japan. J Gastroenterol 2015; **50**: 744-750（横断）
6) Jones MP, Oudenhove LV, Koloski N, et al. Early life factors initiate a 'vicious circle' of affective and gastrointestinal symptoms: a longitudinal study. United European Gastroenterol J 2013; **1**: 394-402（横断）

BQ 2-8

感染性胃腸炎の罹患後に FD の発症がみられるか？

回答
● 感染性胃腸炎の罹患後に FD の発症がみられることがある.

解説

　発熱・下痢・悪心・嘔吐をきたした急性感染性胃腸炎が回復後にもかかわらず，FD 症状が持続する感染後 FD の報告は[1,2]，サルモネラ感染性胃腸炎が流行したスペインの一地方で，感染症収束後も 1 年間にわたり FD 症状および IBS 症状を訴える患者が増加したとする疫学的報告から始まる[1]．感染後 FD 患者は，早期飽満感・体重減少・悪心などの臨床症状がしばしば見受けられ，難治性 FD のひとつと考えられている[3]．わが国においても，感染後 FD 症例が報告されている[4]．メタアナリシスによる報告によれば，感染後 FD は急性感染症後 6 ヵ月後において，健常者に比較し 2.5 倍のオッズ比で出現しており，感染後 IBS のオッズ比 3.5 に比べてやや低値であるとされている[5]．感染後 FD の報告はアジア，欧米からも報告されており，感染後 FD 患者における胃粘膜内 mast cell や EC cell の有意な増加を認めるとする報告[6,7]や感染後 FD 患者の十二指腸を責任臓器と考え，好酸球・マクロファージなどの炎症細胞浸潤を十二指腸粘膜内に認めるとする報告[4,8,9]がなされている.

文献

1） Mearin F, Pérez-Oliveras M, Perelló A, et al. Dyspepsia and irritable bowel syndrome after a salmonella gastroenteritis outbreak: one-year follow-up cohort study. Gastroenterology 2005; **129**: 98-104 （横断）
2） Porter CK, Faix DJ, Shiau D, et al. Postinfectious gastrointestinal disorders following norovirus outbreaks. Clin Infect Dis 2012; **55**: 915-922 （横断）
3） Tack J, Demedts I, Dehondt G, et al. Clinical and pathophysiological characteristics of acute-onset functional dyspepsia. Gastroenterology 2002; **122**: 1738-1747 （ケースコントロール）
4） Futagami S, Shindo T, Kawagoe T, et al. Migration of eosinophils and CCR2-/CD68-double positive cells into the duodenal mucosa of patients with postinfectious functional dyspepsia. Am J Gastroenterol 2010; **105**: 1835-1842 （ケースコントロール）
5） Futagami S, Itoh T, Sakamoto C. Systematic review with meta-analysis: post-infectious functional dyspepsia. Aliment Pharacol Ther 2015; **41**: 177-188 （メタ）
6） Li X, Chen H, Lu H, et al. The study on the role of inflammatory cells and mediators in post-infectious functional dyspepsia. Scand J Gastroenterol 2010; **45**: 573-581 （ケースコントロール）
7） Fock KM. Functional dyspepsia, *H. pylori* and post-infectious FD. J Gastroenterol Hepatol 2011; **26** (Suppl 3): 39-41
8） TalleyNJ, Walker MM, Aro P, et al. Non-ulcer dyspepsia and duodenal eosinophilia: an adult endoscopic population-based case-control study. Clin Gastroenterol Hepatol 2007; **5**: 1175-1183 （ケースコントロール）
9） Kindt S, Tertychnyy A, de Hertogh G, et al. Intestinal immune activation in presumed post-infectious functional dyspepsia. Neurogastroenterol Motil 2009; **21**: 832-e56 （ケースコントロール）

ライフスタイル（運動・睡眠・食事内容や食習慣）は FD に関連するか？

回 答

● 運動，不眠，高脂肪食，食習慣の乱れなどのライフスタイルには FD と関連するものがある．

■解説■

　FD 患者は健常者に比較して有意に運動の頻度が低く[1]，難治性 FD 患者は非難治性 FD 患者と比較して身体活動レベルが低いとの報告がある[2]．また，FD 患者においては，健常者に比較して夜間に繰り返し覚醒したり，起床時に熟睡感が得られないなどの睡眠障害が，より有意に認められる傾向にあった[3]．わが国からも，睡眠は FD 症状に関係するという報告がある[1, 4, 5]．

　FD 患者の食事内容自体は，健常者と比較して摂取カロリー，蛋白質量，炭水化物量などには差は認められない[6]．しかし，症状出現を経験しているためか脂肪摂取量は健常者より少ない傾向にある[7]．特に，FD 患者では腹満感と脂肪摂取に比較的相関があると報告されている[7]．実際，高脂肪食の負荷によって健常者に比べ，吐き気・腹痛が FD 患者で出現しやすく[8]，このことは，FD 患者の十二指腸内に脂肪を投与することで，より腹部膨満感，満腹感，吐き気をきたしやすくなるとする報告でも実証されている[9]．また，脂肪に加えて小麦も FD 症状の重要な役割となっているとメタアナリシスの結果から結論づけている[10]．唐辛子成分でもある，カプサイシンや spicy food の摂取により FD 患者では，FD 症状が増悪するとの報告[11, 12]と，慢性的にカプサイシンを含有した食事を摂ることで，FD 症状が軽減されるとの報告がある[13]．一方，お茶や生果実，生野菜の摂取が FD 症状と負の相関をしていたとの報告もある[14]．また，FD 患者は不規則な食事パターン，早食い，夜間に脂肪食を摂るなどの食習慣が乱れる傾向にある[15, 16]など，食事内容と食習慣のバランスの悪さが FD 症状を誘発する傾向にあると考えられ，この両者の修正により FD 症状の改善が期待できると思われる[17]．

■文献■

1) Miwa H. Life style in persons with functional gastrointestinal disorders-large scale internet survey of life style in Japan. Neurogastroenterol Motil 2012; **24**: 464-471（横断）

2) Jiang SM, Jia L, Lei XG, et al. Incidence and psychological-behavioral characteristics of refractory functional dyspepsia: a large, multi-center, prospective investigation from China. World J Gastroenterol 2015; **21**: 1932-1937（ケースコントロール）

3) David D, Mertz H, Fefer B, et al. Sleep and duodenal motor activity in patients with severe non-ulcer dyspepsia. Gut 1994; **35**: 916-925（ケースコントロール）

4) Matsuzaki J, Suzuki H, Togawa K et al. Burden of impaired sleep quality on work productivity in functional dyspepsia. United European Gastroenterol 2018; **6**: 398-406（横断）

5) Hongo M. Epidemiology of FGID symptoms in Japanese general population with reference to life style. J Gastroenterol Hepatol 2011; **26** (Suppl 3): 19-22（横断）

6) Carvalho RV, Lorena SL, Almeida JR, et al. Food intolerance, diet composition, and eating patterns in functional dyspepsia patients. Dig Dis Sci 2010; **55**: 60-65（ケースコントロール）

7) Pilichiewicz AN, Horowitz M, Holtmann GJ, et al. Relationship between symptoms and dietary patterns

in patients with functional dyspepsia. Clin Gastroenterol Heaptol 2009; **7**: 317-322(ケースコントロール)

8) Pilichiewicz AN, Feltrin KL, Horowitz M, et al. Functional dyspepsia is associated with a greater symptomatic response to fat but not carbohydrate, increased fasting and postprandial CCK, and diminished PYY. Am J Gastroenterol 2008; **103**: 2613-2623(ケースコントロール)

9) Fried M, Feinle C. The role of fat and cholecystokinin in functional dyspepsia. Gut 2002; **51** (Suppl): i54-i57(ケースコントロール)

10) Duncanson KR, Talley NJ, Walker MM, et al. Food and functional dyspepsia: a systematic review. J Hum Nutr Diet 2018; **31**: 390-407(メタ)

11) Mullan A, Kavanagh P, O'Mahony P, et al. Food and nutrient intakes and eating patterns in functional and organic dyspepsia. Eur J Clin Nutr 1994; **48**: 97-105(ケースコントロール)

12) Hammer J, Führer M, Pipal L, et al. Hypersensitivity for capsaicin in patients with functional dyspepsia. Neurogastroenterol Motil 2008; **20**: 125-133(ランダム)

13) Bortolotti M, Coccia G, Grossi G, et al. The treatment of functional dyspepsia with red pepper. Aliment Pharmacol Ther 2002; **16**: 1075-1082(ランダム)

14) Seid A, Tamir Z, Demsiss W, et al. Uninvestigated dyspepsia and associated factors of patients with gastrointestinal disorders in Dessie Referral Hospital, Northeast Ethiopia. BMC Gastroenterol 2018; **18**: 13(横断)

15) Cuperus P, Keeling PW, Gibney MJ. Eating patterns in functional dyspepsia: a case control study. Eur J Clin Nutr 1996; **50**: 520-523(ケースコントロール)

16) Keshteli AH, Feizi A, Esmaillzadeh A, et al. Patterns of dietary behaviours identified by latent class analysis are associated with chronic uninvestigated dyspepsia. Br J Nutr 2015; **14**: 113: 803-812(横断)

17) Haruma K, Kinoshita Y, Sakamoto S, et al. Lifestyle factors and efficacy of lifestyle interventions in gastroesophageal reflux disease patients with functional dyspepsia: primary care perspectives from the LEGEND study. Intern Med 2015; **54**: 695-701(ケースコントロール)

BQ 2-10

胃・十二指腸の微小炎症は FD に関連するか？

回答

● 胃・十二指腸の微小炎症は FD に関連する．

解説

　FD 患者の十二指腸粘膜内の微小炎症が FD と関連があると近年報告されている[1~9]．FD 患者の十二指腸粘膜内の好酸球，肥満細胞をはじめとする炎症性細胞浸潤[1~5]が報告されている．また，FD 患者の十二指腸粘膜内炎症細胞浸潤と神経線維もしくは glial cell line-derived neurotrophic factor（GDNF）発現量との相関関係についても報告されている[6,7]．加えて，十二指腸粘膜上皮におけるタイト結合の発現低下に伴う十二指腸粘膜の透過性亢進と FD との関連性についても報告されている[8,9]．これらの十二指腸粘膜内炎症の誘導と持続のメカニズムの詳細は不明であるが，Vanuytsel らは精神的なストレスによって健常者における小腸粘膜の透過性の亢進が認められると報告しており，corticotropin-releasing hormone（CRH）を介し粘膜局所の炎症が惹起されると推論している[10]．

　また，FD 患者の胃粘膜内の微小炎症についても報告されている．小児の FD において胃前庭部の好酸球浸潤と肥満細胞活性化を認め，肥満細胞の浸潤の程度は胃排出遅延と相関していた[11]と報告されている．成人の検討では，胃前庭部の肥満細胞数はコントロール群に比較して *H. pylori* 陽性と *H. pylori* 陰性の FD 患者において有意に増加しており[12]，Ji らも胃前庭部の肥満細胞数はコントロール群に比較して有意に増加していたと報告している[13]．さらに，感染後 FD 患者の胃前庭部の EC 細胞数は非特異的 FD 患者に比較して有意に増加していた[14]．一方，胃の好酸球浸潤は *H. pylori* 感染と関係しているが成人の FD とは関連していないとの報告[15]もある．これらの報告から胃の肥満細胞は FD になんらかの関与をしていると思われるが，十二指腸における微小炎症ほど明確なものではないと思われる．

文献

1) Du L, Shen J, Kim JJ, et al. Increased Duodenal eosinophil degranulation in patients with functional dyspepsia: A prospective study. Sci Rep 2016; **6**: 34305（ケースコントロール）
2) Miwa H, Oshima T, Tomita T, et al. Recent understanding of the pathophysiology of functional dyspepsia: role of the duodenum as the pathogenic center. J Gastroenterol 2019; **54**: 305-311
3) Futagami S, Shindo T, Kawagoe T, et al. Migration of eosinophils and CCR2-/CD68-double positive cells into the duodenal mucosa of patients with postinfectious functional dyspepsia. Am J Gastroenterol 2010; **105**: 1835-1842（ケースコントロール）
4) Walker MM, Aggarwal KR, Shim LS, et al. Duodenal eosinophilia and early satiety in functional dyspepsia: confirmation of a positive association in an Australian cohort. J Gastroenterol Hepatol 2014; **29**: 474-479（ケースコントロール）
5) Talley NJ, Walker MM, Aro P, et al. Non-ulcer dyspepsia and duodenal eosinophilia: an adult endoscopic population-based case-control study. Clin Gastroenterol Hepatol 2007; **5**: 1175-1183（ケースコントロール）
6) Lee MJ, Jung HK, Lee KE, et al. Degranulated eosinophils contain more fine nerve fibers in the duodenal mucosa of patients With functional dyspepsia. J Neurogastroenterol Motil 2019; **25**: 212-221（ケースコントロール）

7) Tanaka F, Tominaga K, Fujikawa Y, et al. Concentration of glial cell line-derived neurotrophic factor positively correlates with symptoms in functional dyspepsia. Dig Dis Sci 2016; **61**: 3478-3485（ケースコントロール）

8) Vanheel H, Vicario M, Vanuytsel T, et al. Impaired duodenal mucosal integrity and low-grade inflammation in functional dyspepsia. Gut 2014; **63**: 262-271（ケースコントロール）

9) Taki M, Oshima T, Li M, et al. Duodenal low-grade inflammation and expression of tight junction proteins in functional dyspepsia. Neurogastroenterol Motil 2019: e13576（ケースコントロール）

10) Vanuytsel T, van Wanrooy S, Vanheel H, et al. Psychological stress and corticotropin-releasing hormone increase intestinal permeability in humans by a mast cell-dependent mechanism. Gut 2014; **63**: 1293-1299（ケースコントロール）

11) Friesen CA, Lin Z, Singh M, et al. Antral inflammatory cells, gastric emptying, and electrogastrography in pediatric functional dyspepsia. Dig Dis Sci 2008; **53**: 2634-2640（ケースコントロール）

12) Hall W, Buckley M, Crotty P, et al. Gastric mucosal mast cells are increased in *Helicobacter pylori*-negative functional dyspepsia. Clin Gastroenterol Hepatol 2003; **1**: 363-369（ケースコントロール）

13) Ji R, Wang P, Kou G, et al. Impaired gastric mucosal integrity identified by confocal endomicroscopy in *Helicobacter pylori*-negative functional dyspepsia. Neurogastroenterol Motil 2020; **32**: e13719（ケースコントロール）

14) Li X, Chen H, Lu H, et al. The study on the role of inflammatory cells and mediators in post-infectious functional dyspepsia. Scand J Gastroenterol 2010; **45**: 573-581（ケースコントロール）

15) Talley NJ, Walker MM, Aro P, et al. Non-ulcer dyspepsia and duodenal eosinophilia: an adult endoscopic population-based case-control study. Clin Gastroenterol Hepatol 2007; **5**: 1175-1183（ケースコントロール）

膵酵素値・膵機能異常は FD に関連するか？

回答

● 膵酵素値・膵機能異常を伴うディスペプシアと FD との関連は，現時点では不明であるが，今後の解明が望まれる.

解説

　これまでに膵炎を指摘されたことのないディスペプシア症状を有する患者に膵機能検査を行うと，24％に慢性膵炎の可能性があることが報告されている[1]．慢性膵炎では，腹部の CT や US 検査で，膵臓に画像上の変化が現れるまでに一定の時間経過を要するため，ディスペプシア症状が先行して出現するとの報告もある[2,3]．潰瘍などの器質的消化管病変由来のディスペプシア症状を有する患者に対して，器質的病変を有さない FD 患者では，血清リパーゼ値が高値であったとする報告[4]や，EPS 群に対して EUS を施行した研究で，早期慢性膵炎患者が一定の割合で存在していることも報告されている[5~7]．このようなことから，FD を診断するにあたっては，慢性膵炎を鑑別する必要があると考えられる．さらに，ディスペプシア症状を有する患者のなかには時間経過とともに慢性膵炎へと移行する群と，慢性膵炎には移行せず膵酵素値異常が持続する群がある．これら2群の臨床像は酷似しており，臨床症状だけから両者を鑑別することは困難である[7,8]．その移行割合や予測因子についても現在のところ明らかではない．また 2014 年の診療ガイドラインにある標準的一次治療で症状改善を示さなかった FD 患者のなかには，PDS 群で 71％，EPS 群で 68％に，膵外分泌機能低下を認めたとの報告もある[9]．一方，ディスペプシア症状を伴う膵炎患者の心窩部痛症状がカモスタットメシル酸塩の投与で改善したとの報告もある[10]．以上のことから，膵酵素値・膵機能異常が FD と類似したディスペプシア症状をきたす可能性が考えられる．しかし，膵酵素値異常・膵機能異常とディスペプシア症状との因果関係の詳細は不明であり，今後の解明が望まれる.

文献

1) Anderson BN, Scheel J, Rune SJ, et al. Exocrine pancreatic function in patients with dyspepsia. Hepatogastroenterology 1982; **29**: 35-37（コホート）
2) Bozkurt T, Braun U, Leferink S, et al. Comparison of pancreatic morphology and exocrine functional impairment in patients with chronic pancreatitis. Gut 1994; **35**: 1132-1136（ケースコントロール）
3) Sahai AV, Mishra G, Penman ID, et al. EUS to detect evidence of pancreatic disease in patients with persistent or nonspecific dyspepsia. Gastrointest Endosc 2000; **52**: 153-159（ケースコントロール）
4) Okada R, Okada A, Okada T, et al. Elevated serum lipase levels in patients with dyspepsia of unknown cause in general practice. Med Princ Pract 2009; **18**: 130-136（コホート）
5) Lariño-Noia J, de la Iglesia D, Iglesias-García J, et al. Morphological and functional changes of chronic pancreatitis in patients with dyspepsia: A prospective, observational, cross-sectional study. Pancreatology 2018; **18**: 280-285（横断）
6) Hashimoto S, Futagami S, Yamawaki H, et al. Epigastric pain syndrome accompanying pancreatic enzyme abnormalities was overlapped with early chronic pancreatitis using endosonography. J Clin Biochem Nutr 2017; **61**: 140-145（横断）
7) Wakabayashi M, Futagami S, Yamawaki H, et al. Comparison of clinical symptoms, gastric motility and

fat intake in the early chronic pancreatitis patients with anti-acid therapy-resistant functional dyspepsia patients. PLoS One 2018; **13**: e0205165（横断）

8） Yamawaki H, Futagami S, Kaneko K, et al. Camostat Mesilate, Pancrelipase, and Rabeprazole Combination Therapy Improves Epigastric Pain in Early Chronic Pancreatitis and Functional Dyspepsia with Pancreatic Enzyme Abnormalities. Digestion 2019, **99**, 283-292（ケースコントロール）

9） Fujikawa Y, Tominaga K, Tanaka F, et al. Postprandial symptoms felt at the lower part of the epigastrium and a possible association of pancreatic exocrine dysfunction with the pathogenesis of functional dyspepsia. Intern Med 2017; **56**: 1629-1635（ケースコントロール）

10） Sai JK, Suyama M, Kubokawa Y, et al. Efficacy of camostat mesilate against dyspepsia associated with non-alcoholic mild pancreatic disease. J Gastroenterol 2010; **45**: 335-341（ランダム）

FRQ 2-2

腸内細菌叢（胃内を含む）は FD に関連するか？

回答

● 腸内細菌叢（胃内を含む）は FD に関連する可能性がある.

解説

　過敏性腸症候群と腸内細菌叢との関連は報告されているが，FD と腸内細菌との関連した報告はまだ少ない[1~3]．FD 患者の胃内の細菌叢は，*Bacteroidetes* が *Proteobacteria* に比較して多く，健常者の胃内細菌叢のプロフィールとは異なっていることが報告されている[4]．SIBO（small intestinal bacterial overgrowth）については，測定および評価方法は検討途上にあるとされているが，FD 患者においても報告されている[5]．特定の菌株が機能性消化管障害に関連するというコンセンサスはまだ得られてはいないが[1]，*H. pylori* 陽性 FD 患者に *Lactobacillus gasseri* を投与すると，投与前に比し FD 症状が軽減することの報告や[6]，FD 患者群では胃内細菌叢において Prevotella の相対量が健常者と比較して少ないが，LG21 ヨーグルトの摂取により回復し，その相対量と PDS 様症状とが逆相関していたとの報告がある[7]．また，FD 患者に抗菌薬のリファキシミン（400 mg）あるいはプラセボを 2 週間投薬し，8 週後に FD 症状の改善をみたところリファキシミン投与群において有意に改善し，特に女性に有用であったとの報告がある[8]．

文献

1) Barbara G, Feinle-Bisset C, Ghoshal UC, et al. The Intestinal Microenvironment and Functional Gastrointestinal Disorders. Gastroenterology 2016; **150**: 1305-1318
2) Simrén M, Barbara G, Flint HJ, et al. Intestinal microbiota in functional bowel disorders: a Rome foundation report. Gut 2013; **62**: 159-176
3) Powell N, Walker MM, Talley NJ. The mucosal immune system: master regulator of bidirectional gut-brain communications. Nat Rev Gastroenterol Hepatol 2017; **14**: 143-159
4) Igarashi M, Nakae H, Matsuoka T, et al. Alteration in the gastric microbiota and its restoration by probiotics in patients with functional dyspepsia. BMJ Open Gastroenterol 2017; **4**: e000144（非ランダム）
5) Shimura S, Ishimura N, Mikami H, et al. Small Intestinal Bacterial Overgrowth in Patients with Refractory Functional Gastrointestinal Disorders. J Neurogastroenterol Motil 2016; **22**: 60-68（ケースシリーズ）
6) Takagi A, Yanagi H, Ozawa H, et al. Effects of Lactobacillus gasseri OLL2716 on *Helicobacter pylori*-Associated Dyspepsia: A Multicenter Randomized Double-Blind Controlled Trial. Gastroenterol Res Pract 2016; **2016**: 7490452（ランダム）
7) Nakae H, Tsuda A, Matsuoka T, et al. Gastric microbiota in the functional dyspepsia patients treated with probiotic yogurt. BMJ Open Gastroenterol 2016; **3**: e000109（非ランダム）
8) Tan VP, Liu KS, Lam FY, et al. Randomised clinical trial: rifaximin versus placebo for the treatment of functional dyspepsia. Aliment Pharmacol Ther 2017; **45**: 767-776（ランダム）

第2章　病態・病因

FRQ 2-3

胃の形状（胃下垂，瀑状胃）は FD に関連するか？

回答

● 胃（胃下垂，瀑状胃）の形状はディスペプシア症状に関連する可能性があるが，FD との関連は不明である．

解説

バリウム検査を用いた詳細な検討[1] によれば，FD 症状の発現は健常者群に比較して胃下垂群において有意に低値であったとしている．一方，上腹部症状（逆流症状，FD 症状）の発現を瀑状胃の有無で検討すると，瀑状胃群では，正常胃群に比較して上腹部症状は有意に高率であり，特に，逆流症状は有意に高率であった．FD 症状は，瀑状胃群では有意ではないものの，正常胃群に比べて高率に認められたとする報告[2] がある．加えて，瀑状胃群においては試験食後に食道内酸逆流の主要メカニズムである TLESR（transient lower esophageal sphincter relaxation）が多いとの報告がある[3]．

文献

1) Kusano M, Moki F, Hosaka H, et al. Gastroptosis is associated with less dyspepsia, rather than a cause of dyspepsia, in Japanese persons. Intern Med 2011; **50**: 667-671（ケースコントロール）
2) Kusano M, Hosaka H, Moki H, et al. Cascade stomach is associated with upper gastrointestinal symptoms: a population-based study. Neurogastroenterol Motil 2012; **24**: 451-e214（ランダム）
3) Kawada A, Kusano M, Hosaka H, et al. Increase of transient lower esophageal sphincter relaxation associated with cascade stomach. J Clin Bio Nutr 2017; **60**: 211-215（ケースコントロール）

FRQ 2-4

食物アレルギーは FD に関連するか？

回答

● FD 患者のうち，食物アレルギーは FD に関連するとする報告もあるが検討は十分でない．

解説

　食物アレルギーと機能性消化管障害に関する報告は多数なされているが，そのほとんどは過敏性腸症候群についてであり，FD との関連を検討した研究は少ない[1,2]．200 名の FD もしくは IBS 患者に対して食物アレルギーと考えられる患者は約 8％とされており，下痢，腹痛と消化不良症状などの臨床症状と食物アレルギーとの有意な相関はそれぞれ認められるとしている[3]．ディスペプシア症状を認める患者群ではミルクに対する IgG 抗体価が非ディスペプシア群に比し有意に低いとする報告[4] や，逆に FD 患者は卵，大豆に対する IgG 抗体は健常者に比較して有意に高値であるが，IBS 患者同様，FD 患者においても臨床症状の重症度と食物抗原特異的 IgG 抗体との間には有意な相関は得られなかったとする報告がある[5]．さらに，食物アレルギーと消化管粘膜局所の炎症細胞浸潤との相関を検証した報告もされている．Schappi らはアトピー体質の小児 FD 患者の消化管粘膜内好酸球と mast cell について検討を加え，胃粘膜における脱顆粒した好酸球の割合は 13％であるが，ミルク摂取をした後に 32％まで上昇し，胃粘膜内の脱顆粒した mast cell はミルク摂取前後で 5.4％から 18.8％まで上昇したとしている[6]．一方で，Neilan らは FD 患者のうち十二指腸粘膜に好酸球浸潤を認めた 19 名に対し，健常者 19 名を比較し，食物アレルギーの有無は十二指腸粘膜内好酸球浸潤とは相関しないと報告している[7]．

文献

1) Park MI, Camilleri M. Is there a role of food allergy in irritable bowel syndrome and functional dyspepsia? A systematic review. Neurogastroenterol Motil 2006; **18**: 595-607
2) Saps M, Lu P, Bonilla. Cow's-milk allergy is a risk factor for the development of FGIDs in children. J Pediatr Gastroenterol Nutr 2011; **52**: 166-169（ケースコントロール）
3) Ismail FW, Abid S, Awan S, et al. Frequency of food hypersensitivity in patients with functional gastrointestinal disorders. Acta Gastroenterol Belg 2018; **81**: 253-256（非ランダム）
4) Anthoni S, Savilahti E, Rautelin H, et al. Milk protein IgG and IgA: the association with milk-induced gastrointestinal symptoms in adults. World J Gastroenterol 2009; **15**: 4915-4918（ケースコントロール）
5) Zuo XL, Li YQ, Li WJ, et al. Alterations of food antigen-specific serum immunoglobulins G and E antibodies in patients with irritable bowel syndrome and functional dyspepsia. Clin Exp Allergy 2007; **37**: 823-830（ケースコントロール）
6) Schäppi MG, Borrelli O, Knafelz D, et al. Mast cell-nerve interactions in children with functional dyspepsia. J Pediatr Gastroenterol Nutr 2008; **47**: 472-480（ケースコントロール）
7) Neilan NA, Dowling PJ, Taylor DL, et al. Useful biomarkers in pediatric eosinophilic duodenitis and their existence: a case-control, single-blind, observational pilot study. J Pediatr Gastroenterol Nutr 2010; **50**: 377-384（ケースコントロール）

第2章　病態・病因

第3章
診断

FD の診断に上部消化管内視鏡検査は必須か？

回答

● 上部消化管内視鏡検査は必須ではない．症状，年齢，病歴，*H. pylori* 感染の有無，検査歴などの総合的な判断により FD と診断して治療を開始する．ただし，アラームサイン（警告徴候）陽性を含め，器質的疾患が疑われた場合には内視鏡検査などの精査を積極的に行う．

解説

　FD の診断には，症状の評価に加え器質的疾患の除外が基本となるため，まず診察時の病歴聴取および症状把握が重要である．器質的疾患は器質的疾患を疑う徴候としてアラームサイン（警告徴候）の存在を確認する．高齢での新規症状発現，体重減少，再発性の嘔吐，出血，嚥下障害，嚥下痛，腹部腫瘤，発熱，食道癌や胃癌の家族歴といったことが器質的疾患の存在を疑うべき徴候となる．FD に伴う症状をきたすような鑑別すべき疾患には，胃癌，食道癌，膵癌といった悪性疾患，逆流性食道炎，胃・十二指腸潰瘍，慢性膵炎，慢性胆嚢炎といった炎症性疾患，糖尿病，甲状腺疾患といった代謝内分泌疾患，NSAIDs や低用量アスピリン内服による薬剤起因性疾患，腹部特に消化管の手術歴，などがあるが[1~8]，先述のアラームサインに留まらず，これらの疾患を疑うようなエピソードがある場合には，内視鏡検査をはじめとした除外診断のために必要な検査を行う．問診，身体的所見でこのようなアラームサインを認めず，他の器質的疾患を疑うような所見に乏しいときには，内視鏡検査などは必須ではなく，診断的治療も含め FD の治療を開始する．特に若年者においては *H. pylori* の感染率も低下しており，高齢者に比し胃癌のリスクは低下していると考えられる．しかし，治療開始後も症状の改善がない場合は器質的疾患を考慮し，必要な検査を行う．海外のガイドラインにおいてもアラームサインのない場合は，治療を開始することを推奨しており，いずれも内視鏡検査は必須ではない[1~4]．また，症状と内視鏡所見の関連については，陥凹びらん[9]，櫛状発赤[10] が FD の症状と関連するという報告がある一方で，特に有意な所見はない[11] とする報告もあり，いまだエビデンスは少ない．FD の症状は様々に表現型が変化するため，時間的な症状の変化を捉えるだけでは器質的疾患の診断は困難であるが，特に症状の増悪や他部位での症状が出現した場合には積極的に検査を施行する．また，抑うつ状態や身体症状症の一症状として上部消化管症状を訴える患者もいるため注意が必要である．

　FD 患者の多くがアラームサインを呈しているが，それぞれのアラームサインに関しては FD 患者と器質的疾患を有する患者との存在率に差がないという報告もあるため[12]，あくまでも器質的疾患を考慮する場合の目安と考えるべきである．現状で FD の診断に有効なバイオマーカーは存在しないため，アラームサインを認めた場合には，積極的に器質的疾患を疑い採血や上部消化管内視鏡検査，他の画像診断（腹部超音波検査，腹部 CT など）を含めた精査を進め，アラームサインを認めない場合でも，器質的疾患の存在を念頭に置き，初期治療に反応が悪い場合やいったん治療に反応したものの中止により症状が再燃した場合には，再度，器質的疾患の精査

を進めることが大切である.

文献

1) Moayyedi P, Lacy BE, Andrews CN, et al. ACG and CAG Clinical Guideline: Management of Dyspepsia. Am J Gastroenterol 2017; **112**: 988-1013(ガイドライン)

2) ASGE Standards of Practice Committee, Shaukat A, Wang A, Acosta RD, et al. The role of endoscopy in dyspepsia. Gastrointest Endosc 2015; **82**: 227-232

3) Miwa H, Ghoshal UC, Fock KM, et al. Asian consensus report on functional dyspepsia. J Gastroenterol Hepatol 2012; **27**: 626-641

4) Talley NJ, Ford AC. Functional Dyspepsia. N Engl J Med 2015; **373**: 1853-1863

5) Ford AC, Marwaha A, Sood R, et al. Global prevalence of, and risk factors for, uninvestigated dyspepsia: a meta-analysis. Gut 2015; **64**: 1049-1057(メタ)

6) Stanghellini V, Chan FK L, Hasler WL, et al. Gastroduodenal disorders. Gastroenterology 2016; **150**: 1380-1392(メタ)

7) Hisa K, Haruna M, Hikita N, et al. Prevalence of and factors related to anemia among Japanese adult women: Secondary data analysis using health check-up database. Sci Rep 2019; **9**: 17048(横断)

8) 本郷道夫, 福土 審, 庄司知隆, ほか. 機能性胃腸症の病態と治療. 日本内科学会雑誌 2012; **101**: 2690-2697

9) Tanaka F, Tominaga K, Fujikawa Y, et al. Association between Functional Dyspepsia and Gastric Depressive Erosions in Japanese Subjects. Intern Med 2019; **58**: 321-328(横断)

10) Tahara T, Arisawa T, Shibata T, et al. Association of endoscopic appearances with dyspeptic symptoms. J Gastroenterol 2008; **43**: 208-215(横断)

11) Chen TS, Luo JC, Chang FY. Psychosocial-spiritual factors in patients with functional dyspepsia: a comparative study with normal individuals having the same endoscopic features. Eur J Gastroenterol Hepatol 2010; **22**: 75-80(横断)

12) Hammer J, Eslick GD, Howell SC, et al. Diagnostic yield of alarm features in irritable bowel syndrome and functional dyspepsia. Gut 2004; **53**: 666-672(横断)

第3章 診断

自己記入式質問票は FD の診断に有用か？

推奨

● 自己記入式質問票は FD の診断に有用であり，行うことを提案する．
　　　　　　【推奨の強さ：**弱**（合意率 92%），エビデンスレベル：**B**】

▌解説▌

　FD の診療にあたっては，まず症状の詳細を把握することが基本となる．しかし，患者の訴える症状は，もともとは同じ症状であっても患者によってその表現も異なり，同じ患者であっても受診日によって訴える症状が変化することも多い．また，患者は自身の最も強く感じている症状を中心に話すことが多いため，併存症状を聞き漏らすこともあり，問診だけでの正確な症状把握が困難なことが多い．このような問題に対応するため，FD 症状の種類，程度などを客観的に評価する方法として自己記入式質問票が用いられている[1~4]．本邦では GSRS[5]，GOS scale[6]，出雲スケール[7]，FSSG（F スケール）[8] などを用いることもあるが，文章による質問だけでなくイラストを使用し症状の質や発現部位をよりわかりやすく示したピクトグラムと呼ばれる質問票も海外では使用されており[9]，いずれもその有効性が報告されている．

　また，初診時だけでなく，経過観察や FD の治療効果判定にも自己記入式質問票は非常に有用である．一定期間に繰り返し質問票を使用することで，患者の症状変化や実際の治療効果を確認することが可能であり，臨床試験においても自己記入式質問票は重要なツールとして使用されている．

　FD は，心理社会的因子がその発症要因や病態にかかわっていると考えられている．これらを把握するには先述の自己記入式質問票では不十分であり，特に治療抵抗性や心理的要因が強いと考えられる FD では心理社会的因子を評価し，心療内科的なアプローチが必要となる．一般臨床の場面では用いられることは少ないと思われるが，心理社会的因子に関する質問表として Rome 委員会より公開されている心理社会的警告症状の質問票（Rome Ⅳ Psychosocial Alarm Questionnaire for FGIDs）がスクリーニングに使用可能である（ただし日本語版はない）．

　質問票の情報のみでは FD の診断をすることはできないものの，このように FD 診療にあたっては，診断，治療両面において，自己記入式質問票の有用性は高いと考えられ，自己記入式質問票を積極的に用いることが推奨される．

▌文献▌

1) Kindt S, Dubois D, Van Oudenhove L, et al. Relationship between symptom pattern, assessed by the PAGI-SYM questionnaire, and gastric sensorimotor dysfunction in functional dyspepsia. Neurogastroenterol Motil 2009; **21**: 1183-e105（横断）

2) Carbone F, Holvoet L, Vandenberghe A, et al. Functional dyspepsia: outcome of focus groups for the development of a questionnaire for symptom assessment in patients suffering from postprandial distress syndrome (PDS). Neurogastroenterol Motil 2014; **26**: 1266-1274（横断）

3) Carbone F, Holvoet L, Vanuytsel T, et al. Rome III functional dyspepsia symptoms classification: Severity vs frequency. Neurogastroenterol Motil 2017; **29**: doi: 10.1111/nmo.13024（横断）

4） Jehangir A, Parkman HP. Rome IV Diagnostic Questionnaire Complements Patient Assessment of Gastrointestinal Symptoms for Patients with Gastroparesis Symptoms. Dig Dis Sci 2018; **63**: 2231-2243（横断）

5） Dimenas E, Glise H, Hallerback B, et al. Quality of life in patients with upper gastrointestinal symptoms. An improved evaluation of treatment regimens? Scand J Gastroenterol 1993; **28**: 681-687（横断）

6） Veldhuyzen van Zanten SJ, Chiba N, Armstrong D, et al. Validation of a 7-point Global Overall Symptom scale to measure the severity of dyspepsia symptoms in clinical trials. Aliment Pharmacol Ther 2006; **23**: 521-529（横断）

7） Kakuta E, Yamashita N, Katsube T, et al. Abdominal symptom-related QOL in individuals visiting an outpatient clinic and those attending an annual health check. Intern Med 2011; **50**: 1517-1522（横断）

8） Kusano M, Hosaka H, Kawada A, et al. Development and evaluation of a modified Frequency Scale for the Symptoms of Gastroesophageal Reflux Disease to distinguish functional dyspepsia from non-erosive reflux disease. J Gastroenterol Hepatol 2012; **27**: 1187-1191（横断）

9） Tack J, Carbone F, Holvoet L, et al. The use of pictograms improves symptom evaluation by patients with functional dyspepsia. Aliment Pharmacol Ther 2014; **40**: 523-530（ランダム）

消化管機能検査は FD の診断に有用か？

回答

- 現状ではモダリティの普及の面や消化管機能障害の有無と病態，治療反応性が必ずしも一致しないところから，日常診療における有用性は明らかではないが，病型を細分化することで有力な診断ツールになる可能性がある．

解説

　FD の病態として，胃・十二指腸運動機能異常と内臓知覚過敏などがあるため，その評価を行うことは病態研究のうえで有用である．消化管運動機能は，消化管内圧測定，胃電図，超音波検査，バロスタット，ラジオアイソトープ検査（RI）による胃排出機能検査，呼気試験による胃排出機能検査，超音波による胃排出および十二指腸胃逆流の評価などにより，内臓知覚過敏はバロスタット，ドリンクテスト（飲水試験）などにより評価が可能である[1]．

　胃排出機能試験の有用性に関しては，胃排出機能試験での胃排出遅延が上部消化管症状に関連するというメタアナリシス[2]が報告されているが，健常人と FD 患者では，胃排出遅延を認めたという結果もある一方で，有意差を認めないという結果もあり，FD の診断として臨床的な有用性は確立されているとはいえない現状である[3~5]．すべての症例で上部消化管の運動機能異常や内臓知覚過敏を証明することは困難であり，消化管機能障害の有無と病態，治療反応性は必ずしも一致しないところから，ACG のガイドラインや Asian consensus for FD のステートメントではルーチンで施行する臨床検査として推奨しないとされている[6,7]．

　消化管機能検査を行うことにより，一部の症例においては胃排出遅延や胃適応性弛緩障害といった症状の起因となっている病態を明確にすることができ，消化管運動機能改善薬の適応を決める際の判断材料になる可能性があるが，臨床研究として限られた施設においてのみ施行可能であることが現況である．

文献

1) Miwa H, Watari J, Fukui H, et al. Current understanding of pathogenesis of functional dyspepsia. J Gastroenterol Hepatol 2011; **26**: 53-60（メタ）
2) Vijayvargiya P, Jameie-Oskooei S, Camilleri M, et al. Association between delayed gastric emptying and upper gastrointestinal symptoms: a systematic review and meta-analysis. Gut 2019; **68**: 804-813（メタ）
3) Kayar Y, Danalioglu A, Kafee AA, et al. Gastric myoelectrical activity abnormalities of electrogastrography in patients with functional dyspepsia. Turk J Gastroenterol 2016; **27**: 415-420（非ランダム）
4) Kindt S, Coulie B, Wajs E, et al. Reproducibility and symptomatic predictors of a slow nutrient drinking test in health and in functional dyspepsia. Neurogastroenterol Motil 2008; **20**: 320-329（非ランダム）
5) Fruehauf H, Goetze O, Steingoetter A, et al. Intersubject and intrasubject variability of gastric volumes in response to isocaloric liquid meals in functional dyspepsia and health. Neurogastroenterol Motil 2007; **19**: 553-561（非ランダム）
6) Moayyedi P, Lacy BE, Andrews CN, et al. ACG and CAG Clinical Guideline: Management of Dyspepsia. Am J Gastroenterol 2017; **112**: 988-1013（ガイドライン）
7) Miwa H, Ghoshal UC, Fock KM, et al. Asian consensus report on functional dyspepsia. J Gastroenterol Hepatol 2012; **27**: 626-641

第4章
治療

FDの治療目標は患者が満足しうる症状改善が得られることか？

回答

● 患者が満足しうる症状改善は FD の重要な治療目標である．

解説

　機能性消化管疾患では，器質的な病変や血液生化学検査上の異常を有さないことから，患者が納得・満足しうる十分な症状の改善が治療の主要目標となる．

　機能性消化管疾患患者を対象とした多くの臨床研究において "満足しうる（あるいは十分な）症状改善" が主要評価項目として使われており，臨床試験における主要評価項目として容認しうるものと考えられている[1,2]．

　Rome 委員会により IBS 患者を対象とした 12 の臨床試験のメタアナリシスが行われ[3]，主要評価項目としての "満足しうる（あるいは十分な）症状改善" と "治療前の 50％以上の症状改善" の 2 つの評価指標の妥当性について検討された．その結果，いずれの指標も治療前の症状の強さに影響されず，強い構成概念妥当性がある，すなわち症状の変化を適切に反映した指標であることが示された．さらにはいずれの指標も臨床的に意義のある最小変化量を検出することが可能であった．これらのことから FD 患者を対象とした臨床試験にも "満足しうる（あるいは十分な）症状改善" は使われており[4]，FD の治療目標としても有用と考えられる．

文献

1) Irvine EJ, Whitehead WE, Chey WD, et al. Design of treatment trials for functional gastrointestinal disorders. Gastroenterology 2006; **130**: 1538-1551
2) Camilleri M, Mangel AW, Fehnel SE, et al. Primary endpoints for irritable bowel syndrome trials: a review of performance of endpoints. Clin Gastroenterol Hepatol 2007; **5**: 534-540
3) Spiegel B, Camilleri M, Bolus R, et al. Psychometric evaluation of patient-reported outcomes in irritable bowel syndrome randomized controlled trials: a Rome Foundation report. Gastroenterology 2009; **137**: 1944-1953（メタ）
4) Vakil N, Cohard-Radice M. Tegaserod treatment for dysmotility-like functional dyspepsia: results of two randomized, controlled trials. Am J Gastroenterol 2008; **103**: 1906-1919（ランダム）

BQ 4-2

FD の治療において，プラセボ効果は大きいか？

回答

- FD の治療においてプラセボ効果は大きい.

解説

　脳腸相関が病態に深く関与する FD の治療において，プラセボの効果は大きい．Moayyedi ら
のメタアナリシスにおいて，プラセボ効果は 5〜90％で，平均が 56％であることが示されてい
る[1]．二重盲検試験のプラセボ群のデータを用いた，FD 症状に対するプラセボ効果に影響する
因子解析においては，BMI の低値，症状の恒常性，喫煙がプラセボ効果を低下させること，性
差が影響しないことが示されている[2,3]．直接比較でなく，エンドポイントに違い（症状の改善率，
消失率，改善割合）があることに留意する必要があるが，メタアナリシスにより，FD と同じく
機能性消化管疾患に属する IBS に対するプラセボ効果は 37.5％[4]，器質的疾患に属する炎症性腸
疾患に対するプラセボ効果は，クローン病が 28％[5]，潰瘍性大腸炎が 33％[6] であることを示す報
告が存在することから，FD や IBS を含んだ機能性消化管疾患に対するプラセボ効果は，器質的
疾患に対するよりも大きい場合が多いと考えられる．FD の治療においては，医師が上部消化管
の機能的変調によって生じる FD の病態を説明し，生命予後に影響する可能性が低いことを保
証する，「説明と保証」に，症状を改善させる効果がある可能性が存在し，「説明と保証」によ
る症状改善効果が，プラセボ効果に相加的あるいは相乗的に作用している可能性が考えられる．

文献

1) Moayyedi P, Soo S, Deeks J, et al. Pharmacological interventions for non-ulcer dyspepsia. Cochrane Data-
base Syst Rev 2006; 4: CD001960（メタ）
2) Talley NJ, Locke GR, Lahr BD, et al. Predictors of the placebo response in functional dyspepsia. Aliment
Pharmacol Ther 2006; 23: 923-936（コホート）
3) Enck P, Vinson B, Malfertheiner P, et al. The placebo response in functional dyspepsia: reanalysis of trial
data. Neurogastroenterol Motil 2009; 21: 370-377（コホート）
4) Ford AC, Moayyedi P. Meta-analysis: factors affecting placebo response rate in the irritable bowel syn-
drome. Aliment Pharmacol Ther 2010; 32: 144-158（メタ）
5) Jairath V, Zou G, Parker CE, et al. Systematic review with meta-analysis: placebo rates in induction and
maintenance trials of Crohn's disease. Aliment Pharmacol Ther 2017; 45: 1021-1042（メタ）
6) Jairath V, Zou GY, Parker CE, et al. Placebo response and remission rates in randomised trials of induction
and maintenance therapy for ulcerative colitis. Cochrane Database Syst Rev 2017; 9: CD011572（メタ）

第4章　治療

BQ 4-3

FD の治療において，良好な患者–医師関係を構築することは有用か？

回 答

● 良好な患者–医師関係を構築することは，FD の治療において有用である．

解説

　機能性消化管疾患において良好な患者–医師関係を築くことの重要性については複数の専門家から指摘されており[1~3]，心理的苦痛が機能性消化管疾患発症の重要な危険因子であるため，初診の段階から医師–患者関係を良好に保ったうえで，心理社会的な背景も十分聴取する必要性がRome IV においても記載されている[4]．また，良好な患者–医師関係は患者の満足度，治療遵守，さらには治療効果も改善する[5]．FD と同じく機能性消化管疾患に属する IBS 患者を対象とした検討では，患者–医師関係が良好であるほど IBS 症状による再受診の回数が少ないという報告もある[6]．

文献

1) Drossman DA. Psychosocial sound bites: exercises in the patient-doctor relationship. Am J Gastroenterol 1997; **92**: 1418-1423
2) 本郷道夫，遠藤由香．ディスペプシア症状への対応—ディスペプシアの疫学と日常診療での対応患者との良好な関係構築から始まる診療．日本消化器病学会雑誌 2007; **104**: 1580-1586
3) 三輪洋人．機能性消化管障害診療の現状と患者ニーズ調査．新薬と臨牀 2011; **60**: 1013-1019
4) Lukas Van Oudenhove et al. Biopsychosocial Aspects of Functional Gastrointestinal Disorders: How Central and Environmental Processes Contribute to the Development and Expression of Functional Gastrointestinal Disorders. Gastroenterology 2016; **150**: 1355-1367 （ガイドライン）
5) Drossman DA. Beyond tricyclics: new ideas for treating patients with painful and refractory functional gastrointestinal symptom. Am J Gastroenterol 2009; **104**: 2897-2902
6) Owens DM, Talley NJ. The irritable bowel syndrome: long-term prognosis and the physician-patient interaction. Ann Intern Med 1995; **122**: 107-112 （ケースコントロール）

FD の治療として，生活習慣指導や食事療法は有用か？

推奨

● 生活習慣指導や食事療法は有用であり，行うことを推奨する．

【推奨の強さ：**強**（合意率 100%），エビデンスレベル：**B**】

解説

　FD 患者は必要な睡眠が確保されておらず，食事の時間が不規則であることや野菜摂取不足などの食習慣の乱れがみられ，労働生産性が低下している[1~3]．また，FD は運動不足に関連しているという報告がある[4]．

　しかし，FD の治療としての生活習慣指導や食事療法の有用性を検討した報告は少ない．検索した範囲での FD を対象としたランダム化比較試験は Pilichiewicz らによる 1 報告のみである[5]．その論文において，高カロリー脂肪食は高カロリー炭水化物食および低カロリーコントロール食と比較して嘔気と痛みをより強く誘発することが示された（それぞれ $p<0.01$，$p=0.05$）．すなわち，高カロリー脂肪食を避けることによって，FD 症状の一部が軽減する可能性があるといえる．

　他の食事内容については，グルテンを含む小麦や，FODMAP 食と FD との関連性を論じたシステマティックレビューがあるものの[6]，メタアナリシスや，除去食を用いたランダム化比較試験による治療効果の検討報告もないため，これらの影響についてはいまだ明らかだとは言い難いのが現状である．

　嗜好品に関しては，メタアナリシスによると，現在の喫煙者は喫煙未経験者と比しオッズ比が 1.50（95%CI 1.40~1.60）と高いことが示されており，喫煙と FD との関連性が示唆されている[7]（図 1）．したがって，FD 患者に対する禁煙治療効果を検討した前向き試験の報告はないものの，禁煙指導の有用性が期待される．また飲酒については，観察研究で FD 患者に多いという報告[8] もあれば，少ないという相反する報告[9] がある．コーヒー摂取についても症状発現に関連するという報告[10] と，関連がないという報告[11] の双方がある．したがって，飲酒，コーヒー摂取に関する生活習慣指導の有用性は明らかにされていない．

　また，睡眠や運動に関しては，薬剤や生活習慣指導による介入試験の報告がなく，その治療効果はエビデンスとしては示されていない．

　以上のように有用性を示すエビデンスは少ないものの，実施するにあたって不利益がなく実地臨床ではよく行われていることから，生活習慣指導や食事療法を行うことを推奨する．具体的な方法としては，満腹まで食べずに少量ずつ複数回に分ける，高脂肪食を避ける，禁煙指導を行う，飲酒・コーヒー摂取を避ける，などがあげられる．

文献

1) Miwa H. Life style in persons with functional gastrointestinal disorders: large-scale internet survey of lifestyle in Japan. Neurogastroenterol Motil 2012; **24**: 464-471, e217（横断）

第4章 治療

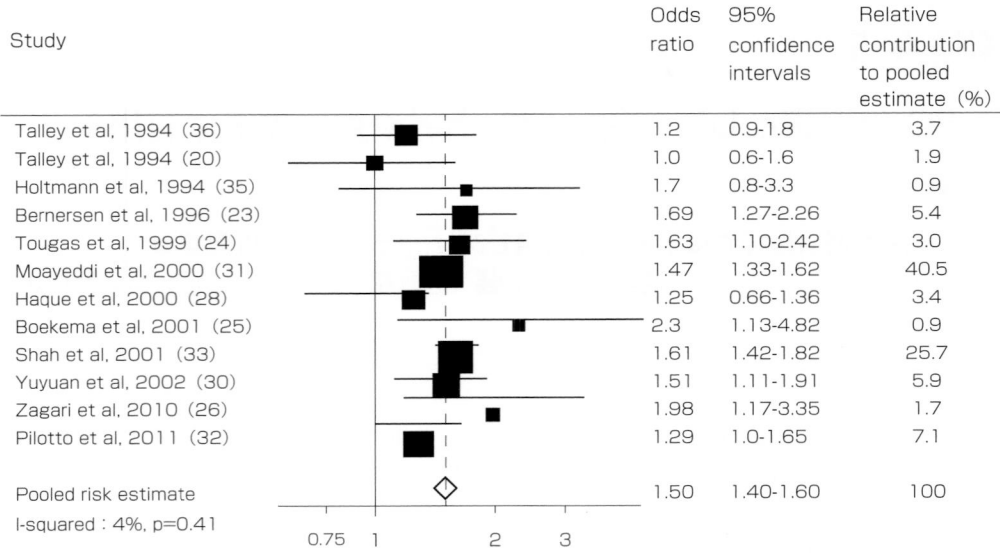

Study	Odds ratio	95% confidence intervals	Relative contribution to pooled estimate (%)
Talley et al, 1994 (36)	1.2	0.9-1.8	3.7
Talley et al, 1994 (20)	1.0	0.6-1.6	1.9
Holtmann et al, 1994 (35)	1.7	0.8-3.3	0.9
Bernersen et al, 1996 (23)	1.69	1.27-2.26	5.4
Tougas et al, 1999 (24)	1.63	1.10-2.42	3.0
Moayeddi et al, 2000 (31)	1.47	1.33-1.62	40.5
Haque et al, 2000 (28)	1.25	0.66-1.36	3.4
Boekema et al, 2001 (25)	2.3	1.13-4.82	0.9
Shah et al, 2001 (33)	1.61	1.42-1.82	25.7
Yuyuan et al, 2002 (30)	1.51	1.11-1.91	5.9
Zagari et al, 2010 (26)	1.98	1.17-3.35	1.7
Pilotto et al, 2011 (32)	1.29	1.0-1.65	7.1
Pooled risk estimate	1.50	1.40-1.60	100

I-squared : 4%, p=0.41

図 1　FD と喫煙

（Ohlsson B. Best Pract Res Clin Gastroenterol 2017; 31: 545-552 [7] より許諾を得て転載）

2）Matsuzaki J, Suzuki H, Togawa K, et al. Burden of impaired sleep quality on work productivity in functional dyspepsia. United European Gastroenterol J 2018; **6**: 398-406（横断）

3）Yu J, Liu S, Fang XC, et al. Gastrointestinal symptoms and associated factors in Chinese patients with functional dyspepsia. World J Gastroenterol 2013; **19**: 5357-5364（横断）

4）Koloski NA, Jones M, Walker MM, et al. Functional dyspepsia is associated with lower exercise levels: A population-based study. United European Gastroenterol J 2020; **8**: 577-583（横断）［検索期間外文献］

5）Pilichiewicz AN, Feltrin KL, Horowitz M, et al. Functional dyspepsia is associated with a greater symptomatic response to fat but not carbohydrate, increased fasting and postprandial CCK, and diminished PYY. Am J Gastroenterol 2008; **103**: 2613-2623（ランダム）

6）Duncanson KR, Talley NJ, Walker MM, et al. Food and functional dyspepsia: a systematic review. J Hum Nutr Diet 2018; **31**: 390-407（メタ）

7）Ohlsson B. The role of smoking and alcohol behaviour in management of functional gastrointestinal disorders. Best Pract Res Clin Gastroenterol 2017; **31**: 545-552（メタ）

8）蓑田智憲．ドック及び職場検診の NUD（non-ulcer dyspepsia）の実態．健康医学 1996; **11**: 196-199（横断）

9）松谷正一．Non-ulcer dyspepsia 患者の背景因子および消化管運動賦活の意義─消化管運動賦活調整剤シサプリド（アセナリン(R)）の効果．診療と新薬 1994; **31**: 215-221（横断）

10）Elta GH, Behler EM, Colturi TJ. Comparison of coffee intake and coffee-induced symptoms in patients with duodenal ulcer, nonulcer dyspepsia, and normal controls. Am J Gastroenterol 1990; **85**: 1339-1342（横断）

11）Talley NJ, McNeil D, Piper DW. Environmental factors and chronic unexplained dyspepsia. Association with acetaminophen but not other analgesics, alcohol, coffee, tea, or smoking. Dig Dis Sci 1988; **33**: 641-648（横断）

FD の治療薬として，酸分泌抑制薬は有用か？

- プロトポンプ阻害薬（PPI）は有用であり，使用することを推奨する．
  【推奨の強さ：**強**（合意率 100%），エビデンスレベル：**A**】
- ヒスタミン H_2 受容体拮抗薬（H₂RA）は有用であり，使用することを推奨する．
  【推奨の強さ：**強**（合意率 100%），エビデンスレベル：**A**】
- カリウムイオン競合型アシッドブロッカー（P-CAB）は有用である可能性があり，使用することを提案する．
  【推奨の強さ：**弱**（合意率 77%），エビデンスレベル：**C**】

解説

　酸分泌抑制薬である PPI，H₂RA，P-CAB はいずれも FD に対して保険適用はない．より強力な酸分泌抑制薬である P-CAB については前向き研究の報告はいまだみられない．

1）プロトンポンプ阻害薬（PPI）

　2017 年 5 月までの 25 件の RCT 報告を対象とした Cochrane システマティックレビュー（2017 年）では，プロトンポンプ阻害薬（PPI）の効果を，プラセボ，ヒスタミン H_2 受容体拮抗薬（H₂RA），prokinetics をコントロール群として検討している[1]．投与期間は，7 件の報告では 2 週間，12 件の報告では 4 週間，5 件の報告では 8 週間で，少なくとも 2 週間の治療を行った報告をもとに解析を行っている．FD の定義については，Rome 基準を用いている報告が多数を占めた．PPI とプラセボとの比較試験では，6,172 人（18 研究）を対象とした結果で，PPI はプラセボと比較して，症状が消失もしくは最小限となった例が，PPI 群で 31.1%，プラセボ群で 25.8% 有意に有効性が示された（リスク比 0.88，95%CI 0.82〜0.94）．利益を得るための必要治療数（number needed to treat to benefit：NNTB）は 11 であった．Adverse Events についても，両群に差がなかったと報告している．この解析では，低用量と標準量の PPI 投与群間においては有効性に差がなかったため，すべての用量の PPI をまとめて解析を行っている．PPI と H₂RA との効果比較では，2 つの RCT（740 症例）で検討されている．H₂RA 群はラニチジン 150 mg，PPI 群はオメプラゾール 20 mg もしくは 10 mg とランソプラゾール 30 mg での比較検討を行い，有意な差を認めなかった（リスク比 0.88，95%CI 0.74〜1.04）．

　このシステマティックレビューで採択されている国内からの報告では，ラベプラゾールを 1 日投与量として 10 mg，20 mg，40 mg の 3 群に分けて比較検討し，1 日 20 mg で有意に症状改善を認めた[2]．しかし，高用量（40 mg）で，有意な効果を認めなかった．このことは，胃酸分泌抑制だけでは，FD に対する治療としては限界があることを示唆するものかもしれない．同じく上述したシステマティックレビューで採択されているが，国内の検討では，ラベプラゾールと消化管運動機能改善薬であるイトプリドとの比較において，有意に症状を改善したと報告されている．EPS 症状，PDS 症状のいずれに対してもラベプラゾールの効果を認めたが，EPS 症状

の改善が特に顕著であった[3].

2)ヒスタミン H_2 受容体拮抗薬(H_2RA)

H_2RA を治療薬とし，無治療をコントロール群とした新たな報告は，前回のガイドライン発刊以降にはみられなかった．2006 年の Cochrane システマティックレビューによると，対象は non-ulcer dyspepsia(NUD)であるが，H_2RA とプラセボを比較した 12 試験 2,183 名の解析結果では，H_2RA は有意に症状改善を認め，相対リスク減少は 23%(95%CI 8～35)であった．NNTB は 7 であった[4].

3)カリウムイオン競合型アシッドブロッカー(P-CAB)

ボノプラザン(P-CAB)については，FD 症例を対象とした使用経験の報告[5] はみられたが，RCT は認めなかった．しかし，強力な胃酸分泌抑制薬である P-CAB は，PPI や H_2RA と同様に，FD 治療に対して有用である可能性がある．

文献

1) Pinto-Sanchez MI, Yuan Y, Hassan A, et al. Proton pump inhibitors for functional dyspepsia. Cochrane Database Syst Rev 2017; **11**: CD011194 (メタ)
2) Iwakiri R, Tominaga K, Furuta K, et al. Randomised clinical trial: rabeprazole improves symptoms in patients with functional dyspepsia in Japan. Aliment Pharmacol Ther 2013; **38**: 729-740 (ランダム)
3) Kamiya T, Shikano M, Kubota E, et al. A multicenter randomized trial comparing rabeprazole and ito-pride in patients with functional dyspepsia in Japan: the NAGOYA study. J Clin Biochem Nutr 2017; **60**: 130-135 (ランダム)
4) Moayyedi P, Soo S, Deeks J, et al. Pharmacological interventions for non-ulcer dyspepsia. Cochrane Database Syst Rev 2006; **4**: CD001960 (メタ)
5) Asaoka D, Nagahara A, Hojo M, et al. Efficacy of a potassium-competitive acid blocker for improving symptoms in patients with reflux esophagitis, non-erosive reflux disease, and functional dyspepsia. Biomed Rep 2017; **6**: 175-180 (ケースシリーズ)

CQ 4-3

FD の治療薬として，消化管運動機能改善薬は有用か？

推奨

- アセチルコリンエステラーゼ(AChE)阻害薬は有用であり，使用することを推奨する.

【推奨の強さ：**強**（合意率 100%），エビデンスレベル：**A**】

- ドパミン受容体拮抗薬は有用であり，使用することを提案する.

【推奨の強さ：**弱**（合意率 85%），エビデンスレベル：**B**】

- セロトニン 5-HT$_4$ 受容体作動薬は有用であり，使用することを提案する.

【推奨の強さ：**弱**（合意率 85%），エビデンスレベル：**B**】

解説

　消化管運動機能改善薬(prokinetics)とは，機能性消化管疾患の治療薬として開発された薬剤で，消化管運動機能調節を中心に作用する薬剤の総称であり，消化管運動促進のみをきたす薬剤とは一線を画すものと定義する(motilide[1] は，基本的に消化管運動促進作用のみであり，消化管運動機能改善薬の範疇からは除外するべき化合物と考えられている).　これまでに，消化管運動機能改善薬として開発され FD あるいは FD 相当の病態に対して用いられてきた薬剤には，オピオイド受容体刺激作用を有するトリメブチン，ドパミン D$_2$ 受容体拮抗作用を有するメトクロプラミド，ドンペリドン，スルピリド，イトプリド，5-HT$_4$ 受容体刺激作用を有するシサプリド，モサプリド，tegaserod，アセチルコリンエステラーゼ(AChE)阻害作用を有するアコチアミドなどがあり，その作用機序は多種多様である.　これらの薬剤のうちいくつかはすでに市場から撤退したり，国内への導入が見送られたりしており，現在わが国で処方が可能な薬剤は，トリメブチン，メトクロプラミド，ドンペリドン，スルピリド，イトプリド，モサプリド，アコチアミドである.

　FD 患者において消化管運動機能改善薬の投与によりプラセボ群と比べて有意な症状改善が得られることが，2 つのメタアナリシスと 1 つのネットワークメタアナリシスにより報告されている[2~4].

　作用機序別にもメタアナリシスが報告されており，個別に述べる.

1) AChE 阻害薬(アコチアミド)

　コリンエステラーゼ阻害薬であるアコチアミドは日本人を対象とした臨床試験で($n = 1,156$)[5] 食後愁訴症候群(PDS)-FD においてプラセボの効果を有意に上回りその有効性が示され，わが国で唯一，FD に対しての保険適用薬となっている.　2013 年 11 月までに発表された FD に対するアコチアミドの有効性に関する報告のシステマティックレビューにおいて，7 件の RCT を含む 6 件の論文が対象となり，FD 全体の症状と PDS に対してアコチアミドは対照薬に比べて有効であったが(リスク比 1.29(95%CI 1.19〜1.40)，リスク比 1.29(95%CI 1.09〜1.53)，心窩部痛症候群(EPS)では差がみられなかった(リスク比 0.92，95%CI 0.76〜1.11).　有害事象はアコチア

第4章　治療

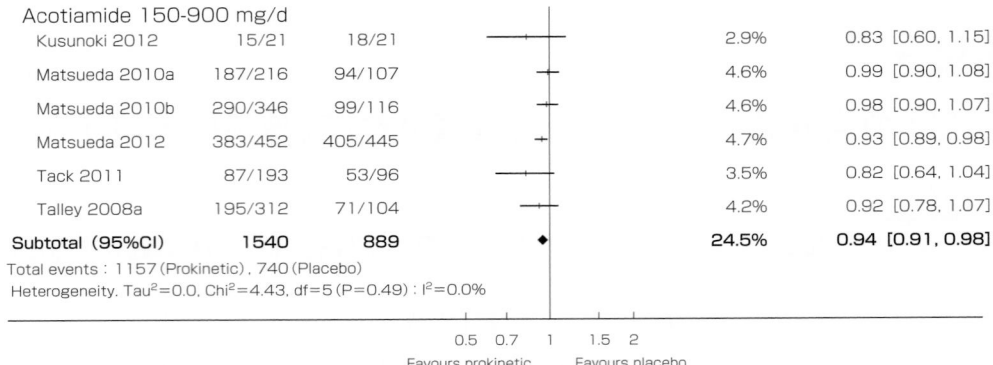

図1　アコチアミドとプラセボを用いた FD に対する介入試験のメタアナリシス
(Pittayanon R, et al. Cochrane Database Syst Rev 2018; 10: CD009431 [2] より許諾を得て転載)

ミド群とプラセボ群間で有意差は認めなかった[6]. Cochrane レビューでもアコチアミドはプラセボに比べて有効性が示されている(リスク比 0.94, 95%CI 0.91～0.98)[2] (図1).

2)ドパミン受容体拮抗薬(メトクロプラミド, ドンペリドン, スルピリド, イトプリド)

　メトクロプラミド, ドンペリドンにはプラセボ対照研究は存在しておらず, ドンペリドンは逆に試験対照薬としてよく使用されている. ネットワークメタアナリシスでは, メトクロプラミドの治療効果は, ドンペリドン(オッズ比 2.04, 95%CI 0.92～4.60)と有意な差はなかった(図2). しかし, 関連する有害事象(肝障害, 腎障害のある患者, 高齢者では錐体外路症状などの出現に注意が必要であり, 心疾患のある患者では QT 延長が現れるおそれがある)を考慮すると, メトクロプラミドとドンペリドンは短期使用が推奨される[4]. また, 30 人の FD 患者における夜間ディスペプシア症状に対する単盲検プラセボ試験は存在しており, 夜間のディスペプシア症状の重症度スコアは, ドンペリドン群で有意に低下した[7].

　スルピリドは, 統合失調症(1 日 300～600 mg), うつ病・うつ状態(1 日 150～300 mg), 胃・十二指腸潰瘍(1 日 150 mg)に保険適用があり, 上腹部症状に対して使用されることがある. FD を対象とした RCT にてスルピリドはプラセボに比べて有意に嘔気とゲップを改善させた[8]. 本邦では未承認であるが, スルピリドの鏡像異性体であるレボスルピリドを含めたメタアナリシスでもプラセボに対して症状改善効果が示されている(治療必要数 NNT = 3, 95%CI 2～4)[9]. 一方で, スルピリドには, 乳汁分泌, パーキンソン症状や遅発性ジスキネジアなど錐体外路症状発現のリスクがあり, 特に高齢者に対する使用は注意が必要である[10].

　FD に対するイトプリドと他の薬物(プラセボ, ドンペリドン, モサプリド)の治療効果を評価したメタアナリシスでは, 2,620 人の FD 症例を登録した 9 つの RCT が含まれている. 対照群と比較して, イトプリドは全患者評価(リスク比 1.11, 95%CI 1.03～1.19), 食後飽満感(リスク比 1.21, 95%CI 1.03～1.44), および早期飽満感(リスク比 1.24, 95%CI 1.01～1.53)でわずかに症状改善効果があり, 副作用の発生率は, 同等であった[11]. 一方で, Cochrane ライブラリーでは, プラセボを対照とした 6 件の研究のみでメタアナリシスを実施し, イトプリドとプラセボを比較し, 統計学的な有意差を示さなかったとしている(リスク比 0.70, 95%CI 0.47～1.03, *p* = 0.07, 2,066 人)[2]. バイアスのリスクが高いと考えられる 1 件の研究を削除した場合でも[12], リ

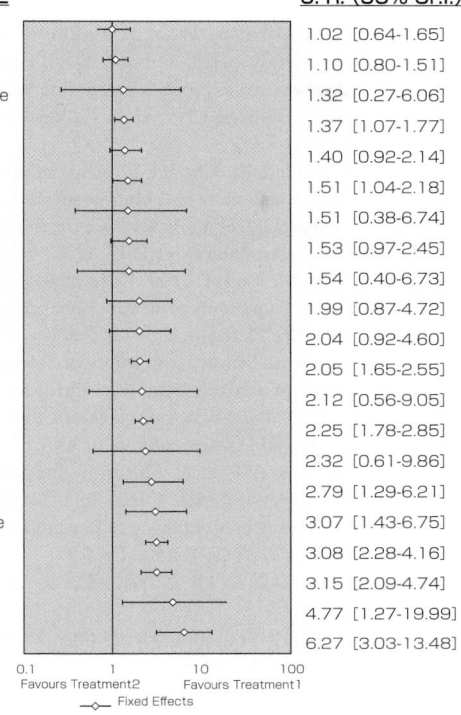

Treatment1 vs. Treatment2	O. R. (95% Cr.I.)
Mosapride versus Domperidone	1.02 [0.64-1.65]
Itopride versus Acotiamide	1.10 [0.80-1.51]
Metoclopramide versus Trimebutine	1.32 [0.27-6.06]
Domperidone versus Itopride	1.37 [1.07-1.77]
Mosapride versus Itopride	1.40 [0.92-2.14]
Domperidone versus Acotiamide	1.51 [1.04-2.18]
Trimebutine versus Mosapride	1.51 [0.38-6.74]
Mosapride versus Acotiamide	1.53 [0.97-2.45]
Trimebutine versus Domperidone	1.54 [0.40-6.73]
Metoclopramide versus Mosapride	1.99 [0.87-4.72]
Metoclopramide versus	2.04 [0.92-4.60]
Acotiamide versus Placebo	2.05 [1.65-2.55]
Trimebutine versus Itopride	2.12 [0.56-9.05]
Itopride versus Placebo	2.25 [1.78-2.85]
Trimebutine versus Acotiamide	2.32 [0.61-9.86]
Metoclopramide versus Itopride	2.79 [1.29-6.21]
Metoclopramide versus Acotiamide	3.07 [1.43-6.75]
Domperidone versus Placebo	3.08 [2.28-4.16]
Mosapride versus Placebo	3.15 [2.09-4.74]
Trimebutine versus Placebo	4.77 [1.27-19.99]
Metoclopramide versus Placebo	6.27 [3.03-13.48]

図2 消化管運動機能改善薬のネットワークメタアナリシス

古い報告には器質的疾患に伴うディスペプシアを含んでいることに解釈上注意が必要である.

(Yang YJ, et al. BMC Gastroenterology 2017; 17: 83 [4] より引用)

スク比に有意差はなかった.これらのことから,推奨するだけのエビデンスはないと考えられるが,副作用が少ない観点からすると,使用することを提案する.

3)セロトニン 5-HT₄ 受容体作動薬

シサプリド,モサプリド,tegaserod があるが,シサプリドは製造中止となっており,tegaserod は海外で行われた2つの二重盲検 RCT で有効性が報告されたが国内導入前に撤退している.本邦で使用できるものは,モサプリドのみである.Cochrane ライブラリーでは,モサプリドとプラセボの2件の研究では全体的な症状改善に有意な差を示さず(リスク比 0.91,95%CI 0.73〜1.13,$p=0.22$)[2],推奨するだけのデータはない.一方で,ネットワーク解析でモサプリドの治療効果は,メトクロプラミドと有意な差はなく(オッズ比 1.99,95%CI 0.87〜4.72)[4],大きな副作用も示されておらず,日本人でのランダム化オープンラベル試験(JMMS)にて,モサプリドによる有意な症状改善効果が示されていることから[13],使用を提案する.

上記の結果から,消化管運動機能改善薬は FD の治療に有用と考えられる.消化管運動機能改善薬は特に食事関連愁訴(胃もたれ,上腹部膨満感,早期飽満感)に有効との報告もみられることから[6],患者の主要症状や病型による RCT の層別解析を行うことやその結果に基づいて消化管運動機能改善薬の治療対象を選別することも重要と考えられる.

第4章 治療

▊文献▊

1) Talley NJ, Verlinden M, Snape W, et al. Failure of a motilin receptor agonist (ABT-229) to relieve the symptoms of functional dyspepsia in patients with and without delayed gastric emptying: a randomized double-blind placebo-controlled trial. Aliment Pharmacol Ther 2000; **14**: 1653-1661（ランダム）

2) Pittayanon R, Yuan Y, Bollegala NP, et al. Prokinetics for functional dyspepsia. Cochrane Database Syst Rev 2018; **10**: CD009431（メタ）

3) Vijayvargiya P, Camilleri M, Chedid V, et al. Effects of Promotility Agents on Gastric Emptying and Symptoms: A Systematic Review and Meta-analysis. Gastroenterology 2019; **156**: 1650-1660（メタ）

4) Yang YJ, Bang CS, Baik GH, et al. Prokinetics for the treatment of functional dyspepsia: Bayesian network meta-analysis. BMC Gastroenterology 2017; **17**: 83（メタ）

5) Matsueda K, Hongo M, Tack J, et al. Clinical trial: dose-dependent therapeutic efficacy of acotiamide hydrochloride (Z-338) in patients with functional dyspepsia - 100 mg t.i.d. is an optimal dosage. Neurogastroenterol Motil 2010; **22**: 618-e173（ランダム）

6) Xiao G, Xie X, Fan J, et al. Efficacy and safety of acotiamide for the treatment of functional dyspepsia: systematic review and meta-analysis. ScientificWorldJournal 2014; **2014**: 541950（メタ）

7) Chen SL, Ji JR, Xu P, et al. Effect of domperidone therapy on nocturnal dyspeptic symptoms of functional dyspepsia patients. World J Gastroenterol 2010; **16**: 613-617（ランダム）

8) Hui WM, Lam SK, Lok ASF, et al. Sulpiride improves functional dyspepsia: a double-blind controlled study. J Gastroenterol Hepatol 1986; **1**: 391-399（ランダム）

9) Ford AC, Luthra P, Tack J, et al. Efficacy of psychotropic drugs in functional dyspepsia: systematic review and meta-analysis. Gut 2017; **66**: 411-420（メタ）

10) 日本老年医学会(編). 高齢者の安全な薬物療法ガイドライン 2015, メジカルビュー社, 東京, 2015: p.27（ガイドライン）

11) Huang X, Lv B, Zhang S, et al. Itopride therapy for functional dyspepsia: A meta-analysis. World J Gastroenterol 2012; **18**: 7371-7377（メタ）

12) Ma TT, Yu SY, Li Y, et al. Randomised clinical trial: an assessment of acupuncture on specific meridian or specific acupoint vs. sham acupuncturefor treating functional dyspepsia. Aliment Pharmacol Ther 2012; **35**: 552-561（ランダム）

13) Hongo M, Harasawa S, Mine T, et al. Large-scale Randomized Clinical Study on Functional Dyspepsia Treatment With Mosapride or Teprenone: Japan Mosapride Mega-Study (JMMS). J Gastroenterol Hepatol 2012; **27**: 62-68（ランダム）

CQ 4-4

FD の治療薬として，漢方薬は有用か？

推奨

- 六君子湯は有用であり，使用することを推奨する．
  【推奨の強さ：**強**（合意率 92%），エビデンスレベル：**A**】
- 六君子湯以外の漢方薬は，有用である可能性があり，使用することを提案する．
  【推奨の強さ：**弱**（合意率 100%），エビデンスレベル：**B**】

解説

①六君子湯は胃運動機能改善を中心とした薬理学的作用が種々解明されており，上腹部症状に対して汎用されている薬剤である[1]．FD に対する六君子湯の有効性として，胃運動機能改善作用と上腹部症状との関連性を基軸にして，1993 年以降本邦を中心に多くのエビデンスが示されてきた[2~5]．近年ではプラセボを用いた RCT も行われるようになり，Rome Ⅲ基準の FD 患者に対して行われた 2014 年の報告では，主要評価項目である 8 週後の自覚症状改善率では有意性は示されなかったが，副次評価項目での心窩部痛改善に対して有意であることが示された[6]．一方，単盲検期間中にプラセボ効果があった患者は除外され，その後六君子湯 7.5g/日の 8 週間内服治療が本試験として行われた 2018 年の RCT では，主要評価項目である全般的治療改善効果で，プラセボに対して有意であると報告された（図 1）．また不安症状に対する改善作用も認め

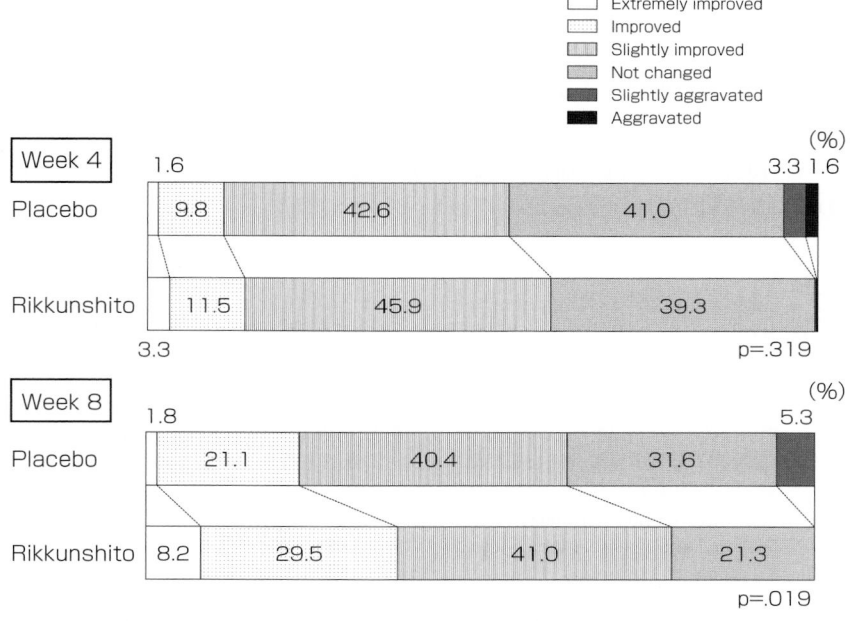

図1 六君子湯治療による全般的治療改善度（4 週後＆8 週後）
(Tominaga K, et al. Neurogastroenterol Motil 2018; 30: e13319 [7] より許諾を得て転載)

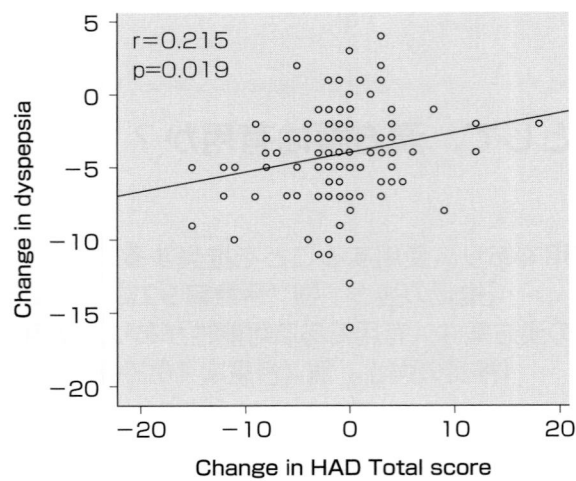

図2 六君子湯治療による dyspepsia 症状と不安
症状：改善度での相関性
(Tominaga K, et al. Neurogastroenterol Motil 2018; 30:
e13319 [7)] より許諾を得て転載)

られ，消化器症状と不安症状の改善度との間に正の相関性が示された（**図2**）[7)]．この結果は，脳
腸両者が相互に作用し症状出現を惹起させる FD 患者において，六君子湯が有効であることを
十分支持する意義深いものといえる．

　②六君子湯以外の漢方薬では，FD 治療を含めたエビデンスは今なお少ない．半夏厚朴湯が上
腹部痛，消化不良症状の改善に有効であるとの本邦からの報告[8)] や，種々のハーブ抽出物質か
らなる生薬：STW5（本邦では未承認）が症状改善に有効とのドイツからの報告がある[9)]．日本で
は婦人科用薬として使用される加味逍遙散が，胃運動機能改善作用を有するとの基礎研究[10)]
や，胃電図変化をもたらし症状改善につながるとの中国からの報告[10)] もあるが，決してエビデ
ンスの高いものとは言えない．六君子湯を除く漢方薬の一部薬剤にも，FD の病態生理改善に基
づき，ディスペプシア症状改善作用を示す可能性を有するものが存在するのかもしれない．し
かし，RCT を含めた質の高いまとまったエビデンスはなく，一定の見解を述べるためには今後
のさらなる検討が待たれる．

▍文献▍

1) Tominaga K, Arakawa T. Kampo medicines for gastrointestinal tract disorders: a review of basic science and clinical evidence and their future application. T. J Gastroenterol 2013; **48**: 452-462

2) Tatsuta M, Iishi H. Effect of treatment with liu-jun-zi-tang (TJ-43) on gastric emptying and gastrointestinal symptoms in dyspeptic patients. Aliment Pharmacol Ther 1993; **7**: 459-462（ランダム）

3) 原澤　茂，三好秋馬，三輪　剛，ほか．運動不全型の上腹部愁訴(dysmotility-like dyspepsia)に対する TJ-43 六君子湯の多施設共同市販後臨床試験—二重盲検群間比較法による検討．医学のあゆみ 1998; **187**: 207-229（ランダム）

4) Shiratori M, Shoji T, Kanazawa M, et al. Effect of rikkunshito on gastric sensorimotor function under distention. Neurogastroenterol Motil 2011; **23**: 323-329（横断）

5) Kusunoki H, Haruma K, Hata J, et al. Efficacy of Rikkunshito, a traditional Japanese medicine (Kampo), in treating functional dyspepsia. Intern Med 2010; **49**: 2195-2202（横断）

6) Suzuki H, Matsuzaki J, Fukushima Y, et al. Randomized clinical trial: rikkunshito in the treatment of functional dyspepsia--a multicenter, double-blind, randomized, placebo-controlled study. Neurogastroenterol Motil 2014; **26**: 950-961（ランダム）

7) Tominaga K, Sakata Y, Kusunoki H, et al. Rikkunshito simultaneously improves dyspepsia correlated with anxiety in patients with functional dyspepsia: A randomized clinical trial (the DREAM study). Neurogastroenterol Motil 2018; **30**: e13319（ランダム）

8) Oikawa T, Ito G, Hoshino T, et al. Hangekobokuto (Banxia-houpo-tang), a Kampo Medicine that Treats Functional Dyspepsia. Evid Based Complement Alternat Med 2009; **6**: 375-378（ケースコントロール）

9) Von Arnim U, Peitz U, Vinson B, et al. STW 5, a phytopharmacon for patients with functional dyspepsia: results of a multicenter, placebo-controlled double-blind study. Am J Gastroenterol 2007; **102**: 1268-1275（ランダム）

10) Shin SJ, Kim D, Kim JS, et al. Effects of Gamisoyo-San Decoction, a Traditional Chinese Medicine, on Gastrointestinal Motility. Digestion 2018; **98**: 231-237（ケースシリーズ）

第4章 治療

FD の治療薬として，抗うつ薬・抗不安薬は有用か？

推 奨

● 三環系抗うつ薬と一部の抗不安薬は有用であり，使用することを提案する．
　【推奨の強さ：**弱**（合意率 92%），エビデンスレベル：抗うつ薬（三環系抗うつ
　薬などの一部のもの）：**A**，抗不安薬（タンドスピロンなどの一部のもの）：**B**】

■解説■

　抗うつ薬・抗不安薬を治療薬として介入させた大規模な無作為比較試験（RCT）はまだ少ないが，いくつかのメタアナリシスがある．

　抗うつ薬を検索対象とした Lu ら[1] のメタアナリシス（解析対象は 8 論文）では，選択的セロトニン再取り込み阻害薬（SSRI）にはプラセボを有意に超える有効性は認められず［relative risk（RR）1.00，95%CI 0.86～1.17，症例数 388，2 論文］，一方，三環系抗うつ薬（TCA）は，プラセボより有意に有効であることが示された（RR 0.76，95%CI 0.62～0.94，症例数 369，4 論文）．副作用について言及した論文は 8 論文中 3 論文であり，重篤な副作用ではないが，有意にプラセボより多く出現していた（RR 1.64，95%CI 1.14～2.35）．2018 年に Cheong ら[2] の PPI 不応性の107 人の FD 患者に対する低用量イミプラミンを治療薬とした RCT でも，イミプラミンはプラセボと比較して有効であり，TCA が有効であることを支持する結果であった．

　向精神薬を検索対象とした Ford ら[3] のメタアナリシス（解析対象は 13 論文）では，抗精神病薬であるスルピリド/levosulpiride（スルピリドの鏡像異性体，本邦未承認），TCA，5-hydroxytryptamine（5-HT）$_{1A}$ 受容体作動薬，SSRI，セロトニン・ノルアドレナリン再取り込み阻害薬，四環系抗うつ薬（mirtazapine），そして，抗精神病薬＋TCA の種類別に統合した RR を算出しており，プラセボより有意に有効であったのは，スルピリド/levosulpiride（RR 0.50，95%CI 0.37～0.67，症例数 172，3 論文），TCA（RR 0.74，95%CI 0.61～0.91，症例数 339，3 論文），そして抗精神病薬＋TCA（RR 0.31，95%CI 0.11～0.87，症例数 25，1 論文）であった．12 論文の結果を統合した副作用発現例に関する RR は 1.28（95%CI 1.01～1.63）で，プラセボと比較して有意に多くみられた．種類別では，有意に副作用発現例が多かったのは TCA のみであった（RR 1.65，95%CI 1.11～2.45）．

　不安治療の中心的薬であるベンゾジアゼピン系受容体作動薬は FD に対して用いられることがあるが，十分なエビデンスはない．5-hydroxytryptamine（5-HT）$_{1A}$ 受容体作動薬の FD に対する有効性を検討した報告はいくつかあるが，Ford らのメタアナリシスでは，5-HT$_{1A}$ 受容体作動薬のプラセボに対する有効性は示されなかった（RR 0.85，95%CI 0.62～1.18，症例数 220，3 論文）．しかし，3 論文のいずれもが異なった薬を使用しており，そのなかで，実際に有効性がなかったのは治験薬のみであり，buspirone（本邦未承認）を用いた報告[4] では buspirone によりディスペプシア症状の重症度が軽減したことが示されている．最も規模が大きい（症例数 150）本邦からのタンドスピロンを用いた報告[5] でもその有効性が示されている．

　以上の結果より，TCA は FD に対して有効であると考えられる．しかし，副作用の出現に留

意が必要であり，最長でも 12 週間投与の研究しかないため，長期にわたる有効性は現時点では不明である．抗うつ作用を有する抗精神病薬であるスルピリド/levosulpiride も有効であるが，スルピリドの RCT は 1 報告のみである．SSRI を使用した論文は今までに 2 論文あり症例数は十分であるが，いずれの論文でも有意な有効性は示されなかった．抗不安薬はエビデンスとなる研究は少ないが，一部の抗不安薬：タンドスピロンは有効である．

文献

1) Lu Y, Chen M, Huang Z, et al. Antidepressants in the treatment of functional dyspepsia: a systematic review and meta-analysis. PLoS One 2016; **11**: e0157798（メタ）
2) Cheong PK, Ford AC, Cheung CKY, et al. Low-dose imipramine for refractory functional dyspepsia: a randomized double-blind, placebo-controlled trial. Lancet Gastroenterol Hepatol 2018; **3**: 837-844（ランダム）
3) Ford AC, Luthra P, Tack J, et al. Efficacy of psychotropic drugs in functional dyspepsia: systematic review and meta-analysis. Gut 2017; **66**: 411-420（メタ）
4) Tack J, Janssen P, Masaoka T, et al. Efficacy of buspirone, a fundus-relaxing drug, in patients with functional dyspepsia. Clin Gastroenterol Hepatol 2012; **10**: 1239-1245（ランダム）
5) Miwa H, Nagahara A, Tominaga K, et al. Efficacy of the 5-HT1A agonist tandospirone citrate in improving symptoms of patients with functional dyspepsia: a randomized controlled trial. Am J Gastroenterol 2009; **104**: 2779-2787（ランダム）

第4章 治療

CQ 4-6

FD の治療薬として，消化管粘膜保護薬などは有用か？

推 奨

●制酸薬，プロスタグランジン誘導体（ミソプロストール）および消化管粘膜保護薬（スクラルファート，レバミピド）が有用かは明らかでない．

【推奨の強さ：**なし**（合意率−），エビデンスレベル：**B**】

解説

FD に対する制酸薬，プロスタグランジン誘導体および消化管粘膜保護薬の有効性は，明らかでなく，2006 年の Cochrane のメタアナリシス[1] で，制酸薬（リスク比 1.02，95％CI 0.76〜1.36），スクラルファート（リスク比 0.71，95％CI 0.36〜1.40），ミソプロストールの non-ulcer dyspepsia（NUD）に対する効果は示されていない[1]．Cochrane の報告以降の検討では，レバミピドのプラセボ対照二重盲検試験が米国と本邦で検討され，有効性は示されていない[2,3]．メタアナリシスにおいても有効性は示されていない[4]．したがってこれまでの報告で，FD の治療に明確な有効性が示された消化管粘膜保護薬は存在しない．

しかし，Talley ら[2] によって行われたレバミピドの試験は，本来必要かつ予定された症例数が集積される前に試験を終了しており，有効性がないことを断定するには十分でない．

これまでの報告から FD に対して消化管粘膜保護薬による治療を行うことを提案や推奨することはできない．しかし，一方で，行わないように提案するだけのデータもないことから，本 CQ については，作成委員会の全会一致で推奨度をつけないこととした．

文献

1) Moayyedi P, Soo S, Deeks J, et al. Pharmacological interventions for non-ulcer dyspepsia. Cochrane Database Syst Rev 2006; **4**: CD001960（メタ）
2) Talley NJ, Riff DS, Schwartz H, et al. Double-blind placebo-controlled multicentre studies of rebamipide, a gastroprotective drug, in the treatment of functional dyspepsia with or without *Helicobacter pylori* infection. Aliment Pharmacol Ther 2001; **15**: 1603-1611（ランダム）
3) Miwa H, Osada T, Nagahara A, et al. Effect of a gastro-protective agent, rebamipide, on symptom improvement in patients with functional dyspepsia: a double-blind placebo-controlled study in Japan. J Gastroenterol Hepatol 2006; **21**: 1826-1831（ランダム）
4) Jaafar MH, Safi SZ, Tan MP, et al. Efficacy of Rebamipide in Organic and Functional Dyspepsia: A Systematic Review and Meta-Analysis. Dig Dis Sci 2018; **63**: 1250-1260（メタ）

FD の治療として，心療内科的治療は有用か？

● 心療内科的治療は有用であり，行うことを提案する．
【推奨の強さ：**弱**（合意率 100%），エビデンスレベル：**B**】

解説

　心療内科における主要な治療法には，認知行動療法（cognitive behavioral therapy：CBT）や催眠療法，自律神経訓練法などがある．

　CBT は，患者が症状出現の状況を自ら解析し（認知），症状改善もしくは回避のためにどのような考え方や行動をとることが適切であるのかを治療者と協同して考え，認知・行動を修正していく治療法である．Haug らは[1]，FD に対する CBT の有効性について，小規模の無作為化比較試験を行い，CBT 群は，治療を行わないコントロール群と比較して，心窩部痛が出現する日数が減少し（$p = 0.050$），吐気（$p = 0.024$），胸やけ（$p = 0.021$）が改善されたことを報告している．また，Orive らは[2]，薬物単独投与群，薬物投与に 10 週間の CBT を併用した群の 2 群の無作為化比較試験を行い，CBT 併用群において，開始から 10 週間の CBT 併用終了時点の症状の重症度が，薬物単独群と比較して有意に（$p = 0.0048$）改善されたことを報告している．

　催眠療法は被暗示性を高め，催眠により顕在意識と潜在意識の両方が存在する状態で，治療暗示を与えたり，症状の原因を探したりする治療法である．Calvert らは[3]，催眠療法群，ラニチジン（300 mg 分 2）投与群，偽薬投与群の 3 群の無作為化比較試験を行った．開始から 16 週間の治療終了時点で，催眠療法群に 59%，ラニチジン投与群に 33%，偽薬群に 41% の改善が認められ，催眠療法群とラニチジン投与群間に有意な差（$p = 0.01$）が示された．また，治療終了後から 40 週後の時点でも，催眠療法群に 73%，ラニチジン投与群に 43%，偽薬群に 34% の改善が認められ，催眠療法群とラニチジン投与群及び偽薬群間に有意な差（それぞれ $p < 0.01$，$p < 0.02$）が示された．

　自律訓練法は，心身ともにリラックスした状態が，自力で得られるようになるために，安静練習や四肢の重感練習，温感練習などを繰り返す心理生理的訓練法である．脳腸相関の関与が強く示唆される FD 症状の改善のために，自律訓練法が有用である可能性が考えられるが，いまだエビデンスは得られていない．

文献

1) Haug TT, Wilhelmsen I, Svebak S, et al. Psychotherapy in functional dyspepsia. J Psychosom Res 1994; **38**: 735-744（ランダム）
2) Orive M, Barrio I, Orive VM, et al. A randomized controlled trial of a 10 week group psychotherapeutic treatment added to standard medical treatment in patients with functional dyspepsia. J Psychosom Res 2015; **78**: 563-568（ランダム）
3) Calvert EL, Houghton LA, Cooper P, et al. Long-term improvement in functional dyspepsia using hypnotherapy. Gastroenterology 2002; **123**: 1778-1785（ランダム）

第４章　治療

FD の治療として，薬剤併用療法は有用か？

回 答

● 薬剤併用療法の報告は増えているが，更なるエビデンスの蓄積が必要である．

■ 解説 ■

Rome Ⅳにおいて，FD に対する薬剤併用療法の記載はみられず[1,2]，薬剤併用療法の効果に関する報告は 5 報存在した．

FD に対して，アコチアミドに対するファモチジンの上乗せ効果が RCT で検討され，4 週間の治療反応率は，ファモチジン併用群 40.9% に対して，アコチアミド単剤群 57.9% であり，ファモチジンの上乗せ効果はみられなかった[3]．

FD 患者に対してアコチアミドとラベプラゾールの併用療法が，それぞれ単独療法よりも効果的に臨床症状，胃内容排出，および治療満足度を改善できるか評価された．4 週間投与され，4 週間の無治療後に評価された．併用療法は，ラベプラゾール単独療法に比べて食後愁訴症候群（PDS）様症状，心窩部痛，および不安スコアを有意に改善した．アコチアミド単剤療法，および併用療法は，ラベプラゾール単剤療法と比べて，治療満足度を有意に改善した[4]．

一方，PPI 反応不十分な FD 患者に対して，アコチアミド併用療法の有効性が評価され，23 人の患者のうち 18 人（78%）で症状の全体的な改善を達成した[5]．

FD の運動障害様症状に対するラベプラゾール 10 mg とファモチジン 10 mg 2 回投与にモサプリド併用の有効性が RCT で比較され，主要評価項目である，28 日目の運動障害様症状スコアの改善は，ラベプラゾール群（ベースラインの 22.5%），ファモチジン＋モサプリド群（ベースラインの 53.2%）であり，ラベプラゾール群で有意に優れており，満足度も高かった（87.7% vs. 59.6%）[6]．

GERD の FD 合併例に対する，倍量ラベプラゾールと標準用量のラベプラゾールとアコチアミド併用の有効性が比較され，主要評価項目である胸やけ，上腹部痛および上腹部膨満感は，併用群とラベプラゾール倍量投与群での 50% 症状改善率は，それぞれ 40.8% と 46.9% で差はなく，GERD の FD 合併例に対する併用療法が症状改善の代替選択肢となる可能性が報告されている[7]．

抗精神薬との併用療法の報告は存在しなかった．Rome Ⅳでは Rome Ⅲ同様病型の併存が認められており[1]，"併存型"に対して酸分泌抑制薬と消化管運動機能改善薬の併用療法を行うことは容認され，各病態を標的とした薬剤を併用することで治療効果が高まることが予測される．

■ 文献 ■

1) Stanghellini V, Chan FKL, Hasler WL, et al. Gastroduodenal Disorders. Gastroenterology 2016; **150**: 1380-1392（ガイドライン）

2) Camilleri M, Buéno L, Andresen V, et al. Pharmacologic, Pharmacokinetic, and Pharmacogenomic Aspects of Functional Gastrointestinal Disorders. Gastroenterology 2016; **150**: 1319-1331（ガイドライン）

3) Hojo M, Nagahara A, Asaoka D, et al. A Randomized, Double-Blind, Pilot Study of the Effect of Famoti-

dine on Acotiamide Treatment for Functional Dyspepsia. Digestion 2017; **96**: 5-12（ランダム）

4) Yamawaki H, Futagami S, Kawagoe T, et al. Improvement of meal-related symptoms and epigastric pain in patients with functional dyspepsia treated with acotiamide was associated with acylated ghrelin levels in Japan. Neurogastroenterol Motil 2016; **28**: 1037-1047（ランダム）

5) Mayanagi S, Kishino M, Kitagawa Y, et al. Efficacy of Acotiamide in Combination with Esomeprazole for Functional Dyspepsia Refractory to Proton-Pump Inhibitor Monotherapy. Tohoku J Exp Med 2014; **234**: 237-240（ランダム）

6) Sakaguchi M, Takao M, Ohyama Y, et al. Comparison of PPIs and H2-receptor antagonists plus prokinetics for dysmotility-like dyspepsia. World J Gastroenterol 2012; **18**: 1517-1524（ランダム）

7) Takeuchi T, Takahashi Y, Kawaguchi S, et al. Therapy of gastroesophageal reflux disease and functional dyspepsia overlaps with symptoms after usual-dose proton pump inhibitor: Acotiamide plus usual-dose proton pump inhibitor versus double-dose proton pump inhibitor. J Gastroenterol Hepatol 2018; **33:** 623-630（ランダム）

FRQ 4-2

FD の治療として，鍼灸療法は有用か？

回答

- 鍼（はり）治療は有用であるとの報告がある．
- 灸治療については，検討が不十分であり，その効果は不明である．

解説

　FD に対する鍼（はり）治療の報告は，近年増加している．ほとんどの報告で，診断基準は Rome 基準が用いられている．2012 年までの 7 件の RCT 報告を対象とした Cochrane システマティックレビューが 2014 年に示されている[1]．1 件が韓国での研究であった以外はすべて中国での検討であった．薬物治療（シサプリド，ドンペリドン，イトプリド）との比較を行った 4 件の RCT の結果では，FD 症状の程度，頻度いずれも有意な効果を認めなかった．また，sham 治療との比較を行った 3 件の RCT での解析では，FD 症状の改善を認めるも，患者の症状のばらつきが大きく，質の低いエビデンスにとどまるものであった．2014 年 4 月までの 24 件報告をもとにしたメタアナリシスが報告された．薬物治療（モサプリド，シサプリド，ドンペリドン，中医薬など）との比較を行った 11 件の RCT によるメタアナリシスでは，有意に鍼治療は効果を示した[2]．2017 年には別のメタアナリシスが報告され，22 件の中国からの報告の RCT をもとに作成されている[3]．ドンペリドンとの効果を比較した 6 件の RCT の結果では，有意に鍼治療が治療効果を示した．ネットワークメタアナリシスによる検討では，薬物治療（ドンペリドン，イソプリド，モサプリド）との比較を行い，いずれも鍼治療は効果を示した[4]．メタアナリシスで検討された RCT のほとんどが，各群数十例の患者数にとどまる中国からの報告であり，英文での報告がなされていないものも多く，詳細な内容の検討は困難であった．したがって，エビデンスレベルの高い検討とは言い難い．一方，200 人以上の多数例を対象とした RCT 研究が 2020 年に報告され，sham 治療と比較し，鍼治療が PDS 症状の改善に有効であった[5]．国内から，鍼治療の有効性を示した RCT 研究は認めなかった．国内での一定数以上の症例を対象とした前向き研究による結果の確認が必要と考えられる．

　灸治療については，ドンペリドンとの比較を行った 3 件の RCT によるメタアナリシスが報告され，灸治療は効果を示さなかった[3]．ネットワークメタアナリシスによる検討では，ドンペリドンとの比較を行い，灸治療は有意に効果を示したと報告されている[4]．しかし，RCT はいずれも中国からの報告で，英文での報告がなされておらず，詳細な内容の検討は困難であった．

文献

1) Lan L, Zeng F, Liu GJ, et al. Acupuncture for functional dyspepsia. Cochrane Database Syst Rev 2014; **10**: CD008487（メタ）
2) Zhou W, Su J, Zhang H. Efficacy and Safety of Acupuncture for the Treatment of Functional Dyspepsia: Meta-Analysis. J Altern Complement Med 2016; **22**: 380-389（メタ）
3) Ho RST, Chung VCH, Wong CHL, et al. Acupuncture and related therapies used as add-on or alternative to prokinetics for functional dyspepsia: overview of systematic reviews and network meta-analysis. Sci Rep 2017; **7**: 10320（メタ）

4) Zhang J, Liu Y, Huang X, et al. Efficacy Comparison of Different Acupuncture Treatments for Functional Dyspepsia: A Systematic Review with Network Meta-Analysis. Evid Based Complement Alternat Med 2020; **2020**: 3872919（メタ）［検索期間外文献］

5) Yang JW, Wang LQ, Zou X, et al. Effect of Acupuncture for Postprandial Distress Syndrome: A Randomized Clinical Trial. Ann Intern Med 2020; **172**: 777-785（ランダム）［検索期間外文献］

FD の治療は病型に基づいて行うのがよいか？

回答

● 病型に基づく治療選択の是非については賛否両論があり，今後の検討を要する．

解説

Rome 基準において，FD の病型は心窩部痛症候群（epigastric pain syndrome：EPS）と食後愁訴症候群（postprandial distress syndrome：PDS）の 2 つに分類されている．この病型分類や，病型別の治療戦略は 2006 年に発表された Rome Ⅲ においてはじめて提案され，EPS にはプロトンポンプ阻害薬（proton pump inhibitor：PPI）などの酸分泌抑制薬，PDS には消化管運動機能改善薬が第一選択だと記載されている[1]．この治療方針は，2016 年の Rome Ⅳ においても変わらず踏襲されている[2]．

PPI の治療効果を調べた 2004 年のメタアナリシスでは，心窩部痛への有効性が示されているが，食事関連症状には有効ではないと報告されている[3]．本邦での Rome Ⅲ 基準の FD を対象にしたランソプラゾール 15 mg/日とプラセボとのランダム化比較試験では，心窩部痛と心窩部灼熱感に対してランソプラゾールがプラセボよりも有効であったが，食後のもたれ感と早期満腹感にはプラセボと有意差がなかった[4]．すなわち，PPI は PDS よりも EPS に有効だという可能性があるといえる．また消化管運動機能改善薬であるアコチアミドは，本邦からの報告によって PDS に対する有効性が示されているが，EPS への有効性はいまだ証明されていない[5]．これらの結果を踏まえると，本邦の FD に対しても Rome Ⅳ と同様に，病型に基づいた治療選択を行うことは理にかなっているといえる．

その一方で，治療効果を EPS 群と PDS 群間で比較したランダム化比較試験がなく，病型に基づいた治療戦略を立てるためのエビデンスが不十分だという意見もある．またランソプラゾール 30 mg/日とモサプリド 15 mg/日を比較したランダム化比較試験では，EPS，PDS いずれにおいてもその治療効果に有意差を認めず，多変量解析でも治療アウトカムに病型の関連性は認めなかった[6]．したがって 2017 年の北米の診療ガイドラインでは，病型に基づく治療選択は推奨されないと記載されている[7]．また Rome Ⅳ 基準を用いた欧米の疫学調査では，病型頻度は PDS が 61%，EPS が 18%，PDS と EPS の overlap が 21% だと報告されている[8]．すなわち EPS 単独の FD 患者の頻度が少ないことや，病型分類は病態生理の反映には寄与しないとの本邦からの報告[9]などを鑑みると，病型に基づく治療選択の必要性についても議論があるのが現状である．

以上より，病型に基づく治療選択の是非については賛否両論があり，今後のさらなる検討により明らかにされるべき課題だということができる．

文献

1) Tack J, Talley NJ, Camilleri M, et al. Functional gastroduodenal disorders. Gastroenterology 2006; **130**: 1466-1479（ガイドライン）

2) Stanghellini V, Chan FK, Hasler WL, et al. Gastroduodenal Disorders. Gastroenterology 2016; **150**: 1380-1392（ガイドライン）

3) Moayyedi P, Delaney BC, Vakil N, et al. The efficacy of proton pump inhibitors in nonulcer dyspepsia: a systematic review and economic analysis. Gastroenterology 2004; **127**: 1329-1337（メタ）

4) Suzuki H, Kusunoki H, Kamiya T, et al. Effect of lansoprazole on the epigastric symptoms of functional dyspepsia (ELF study): A multicentre, prospective, randomized, double-blind, placebo-controlled clinical trial. United European Gastroenterol J 2013; **1**: 445-452（ランダム）

5) Matsueda K, Hongo M, Tack J, et al. A placebo-controlled trial of acotiamide for meal-related symptoms of functional dyspepsia. Gut 2012; **61**: 821-828（ランダム）

6) Hsu YC, Liou JM, Yang TH, et al. Proton pump inhibitor versus prokinetic therapy in patients with functional dyspepsia: is therapeutic response predicted by Rome III subgroups? J Gastroenterol 2011; **46**: 183-190（ランダム）

7) Moayyedi P, Lacy BE, Andrews CN, et al. ACG and CAG Clinical Guideline: Management of Dyspepsia. Am J Gastroenterol 2017; **112**: 988-1013（ガイドライン）

8) Aziz I, Palsson OS, Törnblom H, et al. Epidemiology, clinical characteristics, and associations for symptom-based Rome IV functional dyspepsia in adults in the USA, Canada, and the UK: a cross-sectional population-based study. Lancet Gastroenterol Hepatol 2018; **3**: 252-262（横断）

9) Ochi M, Tominaga K, Tanaka F, et al. Clinical classification of subgroups according to the Rome III criteria cannot be used to distinguish the associated respective pathophysiology in Japanese patients with functional dyspepsia. Intern Med 2013; **52**: 1289-1293（横断）

第4章 治療

FRQ 4-4

治療抵抗性の FD 患者はどの時点で治療を変更すべきか？

回答

● 治療抵抗性の FD 患者における治療変更時期の目安はおおよそ 4～8 週間と思われるが，今後のさらなる検討が必要である．

解説

　GERD 診療ガイドライン 2015 では，治療第一選択薬とされる PPI に対する治療抵抗性 GERD とは，「8 週間の内服にて食道粘膜傷害が治癒しない，かつ/または GERD 由来と思われる逆流症状が十分に改善しない状態」と定義され，その病態や対策について提示されている[1]．しかし，治療抵抗性 FD 患者となると，その定義はそもそも存在しない．病態生理として多因子が関与していること，結果として第一選択薬が推奨しきれないこと，臨床研究報告での試験薬の有効性も約 50％程度であることが，その理由であろう．初版の FD ガイドラインでは，4 週間または 2～4 週間の投薬治療を行っても十分な治療効果がみられない場合には，他の治療法に変更することと，アジア太平洋地域および米国におけるディスペプシアのガイドラインを引用し記載されている[2,3]．これらは，FD 患者を対象とした臨床研究におけるアウトカム評価時期が，治療 4 週後の設定が主であることを根拠としているに違いない．2017 年に出された ACG＆CAG ガイドラインでは，第一選択薬に PPI をあげ，2～8 週間の治療評価時期とした報告をまとめ，8 週間治療後の抵抗性 FD には PPI 増量などの価値は求められず，二次治療へ進むべきと記載されている[4]．本邦報告の RCT でも，タンドスピロン[5]，アコチアミド[6]，ラベプラゾール[7]，六君子湯[8] があるが，評価時期は，前者 2 論文は 4 週，後者 2 論文は 8 週後評価である．特に六君子湯論文の主要評価項目では，4 週後ではわずかな有効性を示す印象しかないが，1～8 週までの経時的変化をみると有意改善効果が現れてくるのは 5 週目以降（$p = 0.019$）からであり，8 週治療後でも有意差が認められている（図 1）．この点を考慮すると，六君子湯の場合は 8 週間までは治療変更をすべきではないのかもしれない．このような試験結果を臨床現場で提示し推奨するのであれば，前者 2 薬剤使用時には 4 週後に，後者 2 薬剤では 8 週後に効果が見込まれるため，症状改善がまったくないか，逆に副反応的作用が出現してくるケース以外では，各々の試験時期までは治療を継続し変更すべきではないと考えられる．さらに，IBS を対象にした RCT のメタアナリシスのなかで，興味あるデータが示されている[9]．1～4 週間治療試験でのプラセボ効果は 46.0％であるが，プラセボ効果は治療期間に応じて低下していき，8 週を超える治療試験では 34.0％と有意に低下することが示されている（表 1）．つまり，FD，IBS のような機能性消化管疾患にプラセボ効果が高いことは周知であるが，効果が長期にまで持続するわけではない．したがって，確固たる薬理作用を有する上記治療薬であっても，FD 患者個々の病態生理にそぐわない場合，患者にとっては治療薬とはなっておらず，診療のなかではプラセボ効果として現れているだけの可能性も推察される．その場合でも，効果は長期間持続せず低下してくることが容易に理解され，その効果低下時期が 8 週後であるならば，変更時期は 8 週間と推奨できるのかもしれない．いずれにせよ，診断基準からも FD は慢性疾患であり，短期間治療で改

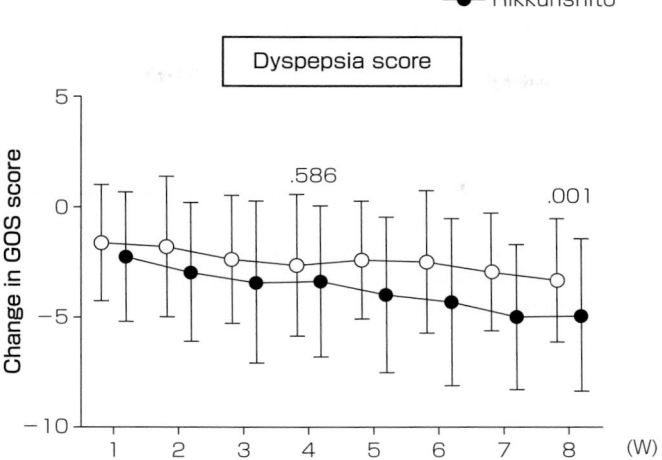

図1　六君子湯治療による dyspepsia 症状の改善経過

表1　IBS 論文のメタアナリシス：プラセボ反応性割合

Duration of therapy	number of trials	number of patients receiving placebo	pooled placebo responce rate	95% CI	I^2 (%)	P value for I^2
1〜4週	19	1,446	46.0	39.0〜54.0	83.8	< 0.001
5〜8週	11	321	39.8	28.7〜51.4	78.3	< 0.001
8週以上	43	6,597	34.0	31.0〜37.0	86.8	< 0.001

(Ford AC, Moayyedi P. Aliment Pharmacol Ther 2010; 32: 144-158 [9] より許諾を得て転載)

善効果が容易に望めるような易治性の疾患でないことを十分に認識する必要がある．また常に生活指導や保証を行い，患者–医師関係の改善をはかり，うつ病や身体表現性障害などの精神心理学的変異に基づく病態や悪性疾患や他臓器疾患に伴う病態の可能性についても鑑別しながら治療を継続することが必要である．

　FD の適正な治療薬，適応治療薬での認容期間，治療抵抗性症例に対する変更を考慮すべき適正時期など，明確な指針を示す試験などは行われておらず，今後の重要な課題である．

文献

1) 日本消化器病学会（編）．胃食道逆流症（GERD）診療ガイドライン 2015，第 2 版，南江堂，東京，2015（ガイドライン）
2) Talley NJ, Lam SK, Goh KL, et al. Management guidelines for uninvestigated and functional dyspepsia in the Asia-Pacific region: First Asian Pacific Working Party on Functional Dyspepsia. J Gastroenterol Hepatol 1998; 13: 335-353（ガイドライン）
3) Talley NJ, Vakil N. Guidelines for the management of dyspepsia. Am J Gastroenterol 2005; 100: 2324-2337（ガイドライン）
4) Moayyedi P, Lacy BE, Andrews CN, et al. ACG and CAG Clinical Guideline: Management of Dyspepsia.

第4章　治療

Am J Gastroenterol 2017; **112**: 988-1013（ガイドライン）

5) Miwa H, Nagahara A, Tominaga K, et al. Efficacy of the 5-HT1A agonist tandospirone citrate in improving symptoms of patients with functional dyspepsia: a randomized controlled trial. Am J Gastroenterol 2009; **104**: 2779-2787（ランダム）

6) Matsueda K, Hongo M, Tack J, et al. A placebo-controlled trial of acotiamide for meal-related symptoms of functional dyspepsia. Gut 2012; **61**: 821-828（ランダム）

7) Iwakiri R, Tominaga K, Furuta K, et al. Randomised clinical trial: rabeprazole improves symptoms in patients with functional dyspepsia in Japan. Aliment Pharmacol Ther 2013; **38**: 729-740（ランダム）

8) Tominaga K, Sakata Y, Kusunoki H, et al. Rikkunshito simultaneously improves dyspepsia correlated with anxiety in patients with functional dyspepsia: A randomized clinical trial (the DREAM study). Neurogastroenterol Motil 2018; **30**: e13319（ランダム）

9) Ford AC, Moayyedi P. Meta-analysis: factors affecting placebo response rate in the irritable bowel syndrome. Aliment Pharmacol Ther 2010; **32**: 144-158（メタ）

第5章
予後・合併症

BQ 5-1

FDは再発するか？　予後は良好か？

回答
● FDは再発することがあるが，死亡率の増加は報告されていない．

解説

　4週間のPPIまたはプラセボ治療を行ったFD患者群を観察した報告では，治療終了後3ヵ月を経過した時点で，治療により症状が消失した患者と残存した患者を含む全患者559人中35%が内服治療または医療機関に受診していた．一方，症状が消失した患者のみの場合は20%が再発していた[1]．8週間以上PPI治療を行っていたディスペプシア症状を有する患者97人に対して治療中止をこころみたところ，1年経過した時点で，67%の患者がPPIを再開していた[2]．アコチアミド治療開始後6ヵ月以内に症状が改善した患者を後ろ向きに治療開始後1年と2年経過した時点でディスペプシア症状を調べたところ，アコチアミドを中止している場合は，1年で35%，2年で64%に再発がみられた．一方，アコチアミドを継続している場合は，1年で10%，2年で14%の再発がみられ，有意にアコチアミド継続群は再発が少ないという結果であった．しかし，この結果は，アコチアミドを継続していても，再発があることも示している[3]．*H. pylori*陽性の機能性ディスペプシア患者55人に除菌治療を行い，6から7年後に症状を尋ねたところ，55人中20人（36.4%）は症状が消失していたが，除菌後3ヵ月の時点で症状が消失していた患者35人のうち17人（49%）は症状が再発していた[4]．以上より，FDが再発することがあるのは明らかである．

　米国の一般住民30,000人年を対象とした機能性消化管障害に関する予後調査では，ディスペプシア症状の有無で生存率に差はなく，機能性消化管障害のなかで慢性便秘症のみが，生存率低下に関係していた[5]．また英国の一般住民84,000人年を対象とした予後調査でも，ディスペプシア症状が死亡率を増加させることはなかった[6]．以上より，FDが生命予後を悪化させることはないと考えられる．

文献

1) Meineche-Schmidt V, Talley NJ, Pap A, et al. Impact of functional dyspepsia on quality of life and health care consumption after cessation of antisecretory treatment: a multicentre 3-month follow-up study. Scand J Gastroenterol 1999; **34**: 566-574 （コホート）
2) Björnsson E, Abrahamsson H, Simrén M, et al. Discontinuation of proton pump inhibitors in patients on long-term therapy: a double-blind, placebo-controlled trial. Aliment Pharmacol Ther 2006; **24**: 945-954 （ランダム）
3) Shinozaki S, Osawa H, Sakamoto H, et al. Adherence to an acotiamide therapeutic regimen improves long-term outcomes in patients with functional dyspepsia. J Gastrointestin Liver Dis 2017; **26**: 345-350 （コホート）
4) Maconi G, Sainaghi M, Molteni M, et al. Predictors of long-term outcome of functional dyspepsia and duodenal ulcer after successful *Helicobacter pylori* eradication: a 7-year follow-up study. Eur J Gastroenterol Hepatol 2009; **21**: 387-393 （コホート）
5) Chang JY, Locke GR 3rd, McNally MA, et al. Impact of functional gastrointestinal disorders on survival in the community. Am J Gastroenterol 2010; **105**: 822-832 （コホート）
6) Ford AC, Forman D, Bailey AG, et al. Effect of dyspepsia on survival: a longitudinal 10-year follow-up study. Am J Gastroenterol 2012; **107**: 912-921 （コホート）

BQ 5-2

FD と併存しやすい疾患は何か？

回答

● 過敏性腸症候群，胃食道逆流症，機能性便秘，および不安障害などは FD と併存しやすい．

解説

FD と過敏性腸症候群（IBS）を含む他の機能性消化管疾患（FGID）は合併頻度が高いことが報告されている．最も多い IBS との併存は，一般住民および本邦からの健康診断あるいは医療機関受診者いずれにおいても頻度が高いことが報告されている[1~4]．Rome IV 基準を用いた報告では FD の 66.9% に IBS が併存していたと報告されている[5]．FD のなかでも食後愁訴症候群（PDS）の患者でより便秘型 IBS の合併が多いとの報告もある[6]．

また，逆流性食道炎（RE）の併存頻度も高く[3]，pH モニタリングを用いた検討では，FD の 23%（57/247）に異常逆流を認めたと報告されている[7]．Rome III 基準を厳格に用いた FD の検討では，9.9%（10/101）に GERD の併存があると報告されている[8]．また，GERD を逆流性食道炎と非びらん性胃食道逆流症（NERD）に分けた検討では，FD は NERD とより併存していた．本邦からの Rome III 基準を用いた報告では，PDS 群では 46.9%（774/161）に NERD が併存していた[9]．さらに NERD 患者にインピーダンス・pH モニタリングを用いて胃食道逆流と症状の関連を詳細に検討した報告では，PDS 症状のある患者で異常逆流のある狭義の NERD や逆流過敏に比べて機能性胸やけ（FH）の併存が多いと報告されている[10]．週 1 回以上の逆流症状がある患者のメタアナリシスでも 43.9% に FD 症状の合併があり，オッズ比は 6.94 と報告されている[11]．

FD には慢性特発性悪心（CIN）も併存し，PDS の 39.8%（64/161），心窩部痛症候群（EPS）の 44.1%（49/111）に CIN を認めていた[9]．さらに機能性便秘（FC）が併存する頻度も高いと報告されており[3]，Rome IV 基準を用いた報告では，FD の 39.0% に FC が併存していた[5]．本邦では，基幹病院受診者で Rome III 診断基準を用いた検討で，FD の 13.8%（4/29）に FC が併存していた[4]．韓国からの報告では，慢性便秘患者の 10.5% に FD が併存していた[12]．

不安障害やうつに関しても一定した見解は得られていないものの，FD との併存が指摘されている[13,14]．また不安障害，うつ，不眠が FD と IBS の合併にかかわっていることも示されている．FD と他の機能性消化管疾患および不安障害が併存している場合には，より症状が強く，QOL が低下している．

またこれまでに膵炎を指摘されていないディスペプシア患者に膵機能検査を行うと，24.1%（111/460）に慢性膵炎の可能性があると報告されている．さらにディスペプシア患者の 27.3%（6/22）で膵機能低下があるとの報告があり，FD から慢性膵炎が十分に除外されていない可能性がある．

併存頻度については母集団や診断基準によってその頻度は容易に変化することも知られているためそれぞれの報告で示されている頻度については，母集団や診断基準を加味して解釈する必要がある．

第5章 予後・合併症

▌文献▐

1) Oshima T, Miwa H. Epidemiology of Functional Gastrointestinal Disorders in Japan and in the World. J Neurogastroenterol Motil 2015; **21**: 320-329

2) von Wulffen M, Talley NJ, Hammer J, et al. Overlap of Irritable Bowel Syndrome and Functional Dyspepsia in the Clinical Setting: Prevalence and Risk Factors. Dig Dis Sci 2019; **64**: 480-486 (横断)

3) Kaji M, Fujiwara Y, Shiba M, et al. Prevalence of overlaps between GERD, FD and IBS and impact on health-related quality of life. J Gastroenterol Hepatol 2010; **25**: 1151-1156 (横断)

4) Nakajima S, Takahashi K, Sato J, et al. Spectra of functional gastrointestinal disorders diagnosed by Rome III integrative questionnaire in a Japanese outpatient office and the impact of overlapping. J Gastroenterol Hepatol 2010; **25** (Suppl 1): S138-S143 (横断)

5) Palsson OS, Whitehead WE, van Tilburg MA, et al. Development and Validation of the Rome IV Diagnostic Questionnaire for Adults. Gastroenterology 2016; **150**: 1481-1491

6) Talley NJ, Dennis EH, Schettler-Duncan VA, et al. Overlapping upper and lower gastrointestinal symptoms in irritable bowel syndrome patients with constipation or diarrhea. Am J Gastroenterol 2003; **98**: 2454-2459 (横断)

7) Tack J, Caenepeel P, Arts J, et al. Prevalence of acid reflux in functional dyspepsia and its association with symptom profile. Gut 2005; **54**: 1370-1376 (横断)

8) Ohara S, Kawano T, Kusano M, et al. Survey on the prevalence of GERD and FD based on the Montreal definition and the Rome III criteria among patients presenting with epigastric symptoms in Japan. J Gastroenterol 2011; **46**: 603-611 (横断)

9) Manabe N, Haruma K, Hata J, et al. Clinical characteristics of Japanese dyspeptic patients: is the Rome III classification applicable? Scand J Gastroenterol 2010; **45**: 567-572 (横断)

10) Savarino E, Pohl D, Zentilin P, et al. Functional heartburn has more in common with functional dyspepsia than with non-erosive reflux disease. Gut 2009; **58**: 1185-1191 (横断)

11) Eusebi LH, Ratnakumaran R, Bazzoli F, et al. Prevalence of Dyspepsia in Individuals With Gastroesophageal Reflux-Type Symptoms in the Community: A Systematic Review and Meta-analysis. Clin Gastroenterol Hepatol 2018; **16**: 39-48 e1 (メタ)

12) Park KS, Jee SR, Lee BE, et al. Nationwide Multicenter Study for Overlaps of Common Functional Gastrointestinal Disorders in Korean Patients With Constipation. J Neurogastroenterol Motil 2017; **23**: 569-577 (横断)

13) Aro P, Talley NJ, Ronkainen J, et al. Anxiety is associated with uninvestigated and functional dyspepsia (Rome III criteria) in a Swedish population-based study. Gastroenterology 2009; **137**: 94-100 (横断)

14) Sattar A, Salih M, Jafri W. Burden of common mental disorders in patients with functional dyspepsia. J Pak Med Assoc 2010; **60**: 995-997 (ケースコントロール)

索 引

利益相反（COI）に関する開示

　　日本消化器病学会では，ガイドライン委員会・ガイドライン統括委員と特定企業との経済的な関係につき，下記の項目について，各委員から利益相反状況の申告を得た．

　　機能性消化管疾患診療ガイドライン─機能性ディスペプシア（FD）作成・評価委員，作成協力者には診療ガイドライン対象疾患に関連する企業との経済的な関係につき，下記の項目について，各委員，協力者から利益相反状況の申告を得た．

　　申告された企業名を下記に示す（対象期間は 2018 年 1 月 1 日から 2020 年 12 月 31 日，ただし下記の「C．申告者の所属する研究機関・部門にかかる institutional COI 開示事項」は 2020 年 1 月 1 日から 12 月 31 日）．企業名は 2021 年 3 月現在の名称とした．

A．自己申告者自身の申告事項
1. 企業や営利を目的とした団体の役員，顧問職の有無と報酬額
2. 株の保有と，その株式から得られる利益
3. 企業や営利を目的とした団体から特許権使用料として支払われた報酬
4. 企業や営利を目的とした団体より，会議の出席（発表，助言など）に対し，研究者を拘束した時間・労力に対して支払われた日当，講演料などの報酬
5. 企業や営利を目的とした団体が作成するパンフレットなどの執筆に対して支払った原稿料
6. 企業や営利を目的とした団体が提供する研究費
7. 企業や営利を目的とした団体が提供する奨学（奨励）寄附金
8. 企業等が提供する寄附講座
9. その他の報酬（研究，教育，診療とは直接に関係しない旅行，贈答品など）

B．申告者の配偶者，一親等内の親族，または収入・財産的利益を共有する者の申告事項
1. 企業や営利を目的とした団体の役員，顧問職の有無と報酬額
2. 株の保有と，その株式から得られる利益
3. 企業や営利を目的とした団体から特許権使用料として支払われた報酬

C．申告者の所属する研究機関・部門（研究機関，病院，学部またはセンターなど）にかかる institutional COI 開示事項
1. 企業や営利を目的とした団体が提供する研究費
2. 企業や営利を目的とした団体が提供する寄附金
3. その他（申告者が所属する研究機関そのもの，あるいは機関・部門の長が本学会の事業活動に関係する企業などの株式保有，特許使用料，あるいは投資など）

　　利益相反の扱いに関しては，日本消化器病学会の「医学系研究の利益相反に関する指針および運用細則」（2019 年 1 月 1 日改訂版）に従った．

　　統括委員および作成・評価委員，作成協力者はすべて，診療ガイドラインの内容と作成法について，医療・医学の専門家として科学的・医学的な公正さと透明性を担保しつつ，適正な診断と治療の補助ならびに患者の quality of life の向上を第一義として作業を行った．

　　すべての申告事項に該当がない委員については，表末尾に記載した．

1．統括委員と企業との経済的な関係

役割	氏名	開示項目A			開示項目B	開示項目C
		1	2	3	1	1
		4	5	6	2	2
		7	8	9	3	3
統括委員	島田　光生	—	—	—	—	—
		—	—	大鵬薬品工業, ツムラ	—	—
		アステラス製薬, アッヴィ, EAファーマ, エーザイ, MSD, 小野薬品工業, コヴィディエンジャパン, 大鵬薬品工業, 武田薬品工業, 中外製薬, ノバルティスファーマ, バイエル薬品	—	—	—	—
統括委員	福田　眞作	—	—	—	—	—
		—	—	ブリストル・マイヤーズスクイブ	—	—
		旭化成ファーマ, アッヴィ, エーザイ, MSD, 武田薬品工業, 日本化薬, バイエル薬品, 持田製薬	—	—	—	—

2．作成・評価委員・作成協力者と企業との経済的な関係

役割	氏名	開示項目A			開示項目B	開示項目C
		1	2	3	1	1
		4	5	6	2	2
		7	8	9	3	3
作成委員	三輪　洋人	—	—	—	—	—
		アステラス製薬, アストラゼネカ, 大塚製薬, 小林製薬, ゼリア新薬工業, 第一三共, 大日本住友製薬, 武田薬品工業, マイランEPD, 持田製薬, LIXIL	—	—	—	—
		EAファーマ, 大塚製薬, 小野薬品工業, ゼリア新薬工業, 第一三共, 大鵬薬品工業, 武田薬品工業, 中外製薬, 日本イーライリリー, 持田製薬	—	—	—	—
作成委員	永原　章仁	—	—	—	—	—
		アステラス製薬, アストラゼネカ, EAファーマ, 大塚製薬, 第一三共, 武田薬品工業	—	—	—	—
		EAファーマ, 大塚製薬, 大日本住友製薬, 武田薬品工業	—	—	—	—
作成委員	浅川　明弘	—	—	—	—	—
		医療法人再生未来, ウェルフェア九州病院, クラシエ製薬, Tsukasa Health Care Hospital, ツムラ	—	—	—	—
作成委員	大島　忠之	大塚製薬, 武田薬品工業	—	—	—	—
		—	—	—	—	—
作成委員	春日井　邦夫	—	—	—	—	—
		EAファーマ, 武田薬品工業	—	—	—	—
		EAファーマ, 武田薬品工業	—	—	—	—

役割	氏名	開示項目 A			開示項目 B	開示項目 C
		1	2	3	1	1
		4	5	6	2	2
		7	8	9	3	3
作成委員	鈴木　秀和	—	—	—	—	—
		アステラス製薬，アストラゼネカ，大塚製薬，第一三共，武田薬品工業	—	東ソー	—	—
		武田薬品工業	—	—	—	—
作成委員	富永　和作	—	—	—	—	—
		ツムラ	—	—	—	—
		—	医療法人錦秀会	—	—	—
作成委員	二神　生爾	—	—	—	—	—
		アステラス製薬，武田薬品工業，持田製薬	—	—	—	—
		—	—	—	—	—
評価委員	樋口　和秀	—	—	—	—	—
		アステラス製薬，アストラゼネカ，大塚製薬，第一三共，武田薬品工業，ツムラ	—	—	—	—
		EA ファーマ，大塚製薬，武田薬品工業，田辺三菱製薬，ツムラ	—	—	—	—
評価委員	加藤　元嗣	—	—	—	—	—
		大塚製薬，第一三共，武田薬品工業，富士フイルムメディカル	—	—	—	—
		EA ファーマ，富士フイルムメディカル	—	—	—	—
作成協力者	藤川　佳子	—	—	—	—	—
		—	—	—	—	—
		—	医療法人錦秀会	—	—	—

法人表記は省略

下記の委員については申告事項なし.
統括委員：渡辺純夫，田妻　進，宮島哲也
ガイドライン作成協力：吉田雅博，山口直比古
作成委員：新井誠人，鎌田和浩，田中史生，北條麻理子，三原　弘
評価委員：草野元康，有沢富康，城　卓志
協力委員：浅岡大介，竹田　努

組織としての利益相反

日本消化器病学会の事業活動における資金提供を受けた企業を記載する（対象期間は 2018 年 1 月 1 日から
2020 年 12 月 31 日）.

1）日本消化器病学会の事業活動に関連して，資金（寄附金等）を提供した企業名

①共催セミナー

旭化成ファーマ（1 件 /194.4 万円），あすか製薬（3 件 /403.4 万円），アステラス製薬（3 件 /752.1 万円），アストラゼネカ（3 件 /201.7 万円），アッヴィ（3 件 /1341 万円），アルフレッサファーマ（2 件 /253 万円），EA ファーマ（3 件 /682.1 万円），エーザイ（3 件 /722.4 万円），MSD（2 件 /634.4 万円），大塚製薬（3 件 /905.8 万円），小野薬品工業（1 件 /33 万円），オリンパス（3 件 /469.4 万円），キッセイ薬品工業（3 件 /196.7 万円），杏林製薬（3 件 /392.4 万円），協和発酵キリン（2 件 /179.7 万円），ギリアド・サイエンシズ（3 件 /1909.2 万円），クラシエ製薬（1 件 /194.4 万円），コヴィディエンジャパン（2 件 /238.4 万円），サーモフィッシャーダイアグノスティックス（3 件 /306.2 万円），三和化学研究所（1 件 /220 万円），塩野義製薬（1 件 /165 万円），シスメックス（1 件 /220 万円），JIMRO（2 件 /262.2 万円），積水メディカル（1 件 /165 万円），ゼリア新薬工業（3 件 /898.8 万円），セルトリオン・ヘルスケア・ジャパン（2 件 /305.4 万円），第一三共（3 件 /366.7 万円），大日本住友製薬（3 件 /202.2 万円），大鵬薬品工業（3 件 /349.4 万円），武田薬品工業（3 件 /1256.8 万円），田辺三菱製薬（3 件 /754.82 万円），中外製薬（1 件 /330 万円），ツムラ（3 件 /447.4 万円），東ソー（1 件 /140.4 万円），東レ（3 件 /202.2 万円），日本化薬（1 件 /194.4 万円），日本ベーリンガーインゲルハイム（1 件 /165 万円），日本イーライリリー（3 件 /502.4 万円），ノーベルファーマ（3 件 /403.4 万円），バイエル薬品（2 件 /634.4 万円），ファイザー（3 件 /733.4 万円），ブリストル・マイヤーズ・スクイブ（3 件 /816.8 万円），マイラン EPD（3 件 /700.4 万円），ミヤリサン製薬（3 件 /392.4 万円），メディコスヒラタ（1 件 /192.5 万円），持田製薬（3 件 /768.6 万円），ヤンセンファーマ（3 件 /935.38 万円），ロート製薬（1 件 /75.6 万円）

②特別賛助会員

旭化成メディカル（2 件 /20 万円），アステラス製薬（3 件 /25 万円），EA ファーマ（3 件 /30 万円），エスアールエル（3 件 /15 万円），オリンパス（3 件 /21 万円），杏林製薬（3 件 /21 万円），協和企画（3 件 /30 万円），協和発酵キリン（2 件 /20 万円），興和（3 件 /18 万円），三和化学研究所（3 件 /15 万円），塩野義製薬（1 件 /10 万円），ゼリア新薬工業（3 件 /18 万円），第一三共（2 件 /30 万円），田辺三菱製薬（3 件 /30 万円），中外製薬（3 件 /18 万円），ツムラ（3 件 /30 万円），ニプロ（3 件 /30 万円），堀井薬品工業（3 件 /18 万円）

③一般寄付金

旭化成ファーマ（3 件 /42.5 万円），あすか製薬（3 件 /30.5 万円），アステラス製薬（3 件 /265.6 万円），アストラゼネカ（3 件 /159 万円），アルフレッサファーマ（3 件 /8 万円），栄研化学（3 件 /2 万円），エーザイ（3 件 /118.4 万円），エスエス製薬（3 件 /2 万円），MSD（3 件 /201.9 万円），エルメッドエーザイ（2 件 /13.7 万円），大塚製薬（3 件 /187.3 万円），大塚製薬工場（3 件 /53.1 万円），小野薬品工業（3 件 /136.4 万円），科研製薬（3 件 /49.5 万円），キッセイ薬品工業（3 件 /32.6 万円），杏林製薬（3 件 /64 万円），協和発酵キリン（3 件 /122.8 万円），グラクソ・スミスクライン（2 件 /100.1 万円），クラシエ製薬（3 件 /7.6 万円），興和（3 件 /22.3 万円），佐藤製薬（3 件 /6.4 万円），サノフィ（3 件 /113.2 万円），沢井製薬（3 件 /90.5 万円），参天製薬（3 件 /93.9 万円），三和化学研究所（3 件 /24.7 万円），塩野義製薬（3 件 /96.5 万円），ゼリア新薬工業（3 件 /13.2 万円），第一三共（3 件 /324 万円），大正製薬（3 件 /32.9 万円），大日本住友製薬（3 件 /88.2 万円），大鵬薬品工業（3 件 /62 万円），武田薬品工業（3 件 /319.7 万円），田辺三菱製薬（3 件 /206.1 万円），中外製薬（3 件 /268 万円），ツムラ（3 件 /77.1 万円），帝人ファーマ（3 件 /45.7 万円），テルモ（3 件 /22.4 万円），東和薬品（3 件 /61.7 万円），トーアエイヨー（3 件 /10.9 万円），富山化学工業（1 件 /6 万円），鳥居薬品（3 件 /42.7 万円），日本化薬（3 件 /26.6 万円），日本ケミファ（3 件 /19.9 万円），日本新薬（3 件 /52.6 万円），日本製薬（3 件 /12.1 万円），日本臓器製薬（3 件 /14.4 万円），日本ベーリンガーインゲルハイム（3 件 /117.1 万円），ニプロファーマ（3 件 /51.3 万円），ノバルティスファーマ（1 件 /56.8 万円），バイエル薬品（3 件 /160 万円），ファイザー（2 件 /207.2 万円），扶桑薬品工業（3 件 /28.7 万円），ブリストル・マイヤーズ・スクイブ（3 件 /84.8 万円），丸石製薬（3 件 /15.2 万円），マルホ（3 件 /51.9 万円），ミノファーゲン製薬（3 件 /3.2 万円），Meiji Seika ファルマ（3 件 /69.7 万円），持田製薬（3 件 /66.6 万円），ヤクルト本社（3 件 /18.3 万円），ロート製薬（3 件 /2 万円），わかもと製薬（3 件 /6.2 万円）

2）ガイドライン策定に関連して，資金を提供した企業名

なし

＊法人表記は省略.
＊企業名は 2020 年 12 月現在の名称とした. なお，上記リストは当学会本部にて資金提供を受けたものであり，支部にて提供
　を受けたものについては，今後可及的速やかにデータを整備し開示を行うものとする.

機能性消化管疾患診療ガイドライン 2021 ― 機能性ディスペプシア (FD)(改訂第 2 版)

2014 年 4 月 20 日　第 1 版第 1 刷発行	編集　一般財団法人日本消化器病学会
2021 年 4 月 30 日　改訂第 2 版発行	理事長　小池和彦

〒105-0004 東京都港区新橋 2-6-2 新橋アイマークビル 6F
電話　03-6811-2351

発行　株式会社 南江堂
発行者　小立健太
〒113-8410 東京都文京区本郷三丁目 42 番 6 号
電話　(出版)03-3811-7236　(営業)03-3811-7239
ホームページ　https://www.nankodo.co.jp/

印刷・製本　日経印刷株式会社

Evidence-based Clinical Practice Guidelines for Functional Dyspepsia 2021 (2nd Edition)
© The Japanese Society of Gastroenterology, 2021